你吃进的
是营养还是负担

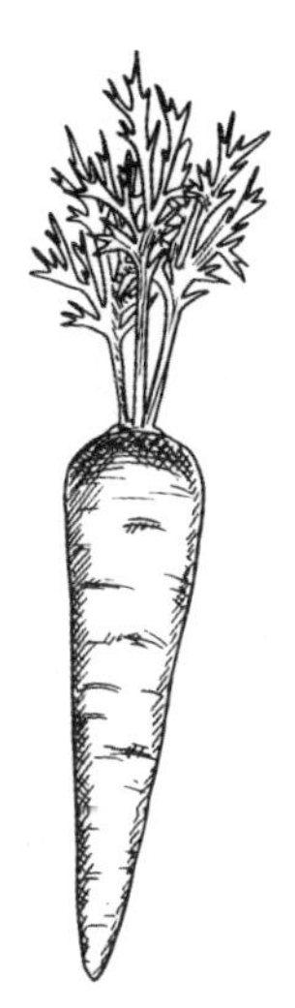

扫除生活保健迷思
建立正确的营养观念
让自己告别食盲！

白小良◎著
美国哥伦比亚大学营养教育博士

江西科学技术出版社

图书在版编目（CIP）数据

你吃进的是营养还是负担 / 白小良著. -- 南昌：江西科学技术出版社, 2019.3

ISBN 978-7-5390-6631-8

①你… Ⅱ. ①白… Ⅲ. ①食品营养－基本知识 Ⅳ. ①R151.3

中国版本图书馆CIP数据核字(2018)第259625号

国际互联网（Internet）地址：
http：//www.jxkjcbs.com
选题序号：ZK2018443
图书代码：B18249-101

著作权合同登记号　图进字：14-2018-0357

你吃进的是营养还是负担　　**白小良　著**

出版发行　江西科学技术出版社
社　　址　南昌市蓼洲街2号附1号　　邮编：330009
　　　　　电话：0791-86623491　　传真：0791-86639342
经　　销　各地新华书店
印　　刷　固安县保利达印务有限公司
开　　本　710mm×960mm　1/16
字　　数　151千字
印　　张　13
版　　次　2019年3月第1版　2019年3月第1次印刷
书　　号　ISBN 978-7-5390-6631-8
定　　价　42.80元

赣版权登字-03-2018-412

推荐序一　正确营养观，健康从口入

最近十几年来，我一直在推广“年过四十，健康不亮红灯”的观念，从3C的预防来看健康。3C就是脑血管病（CVA）、冠心病（CAD）和癌症（Cancer）。事实上，若不计先天性血管畸形或遗传基因，正确饮食与营养均衡是促进身心健康极重要的一个因素。特别是在这物质丰厚、不缺食物的年代，生活中充斥着各种“怎么吃才健康”的说法，至于哪些是正确的，哪些是谣言，不免令人雾煞煞。

“病从口入”的典故出处源自中国晋代，古人认为疾病多是由饮食不慎而引起，亦即告诉我们应该注意饮食卫生。可见，在科技、信息传播落后的时代，先人已在生活中观察出饮食与疾病的关系。随着医学的发展与进步，营养学渐获重视。在生活中，正确的营养、适量的营养及安全的营养，关系着我们的健康；不适当的营养、过度的营养，则可能伤害到人体器官。

怎么吃是营养，而不是负担？在媒体信息发达的现代，医疗、营养、保健信息多得让人眼花缭乱，尤其是这些信息常常被坊间非专业人士、广告、市场营销术以断章取义或移花接木的方式撷取，很容易误导大众，不仅在信息的取舍上无所适从，更常常有民众以食用营养补充剂及偏方来追求健康，甚至自成一套养生之道，而这些都不是来自专业人员的建议，亦是危害健康的风险因子。

如何破除生活中的饮食迷思？旅美营养专家白小良博士的著作是非常值得推荐的好书。继去年出版《别让错误的营养观害了你》破除58个常见迷思之后，今年第2本《你吃进的是营养还是负担》更贴近生活，以日常饮食养生、疾病预防做分类，并针对时下流行的各类减肥饮食法以及明星养生食物提出建议。

例如，对于近年来很热门的关于“生酮饮食”能否迅速减重、治疗糖尿病的问题，白博士不仅指出，以“生酮饮食”来减重或治疗某些代谢症候群，对健康的危害相当大，她也以浅显的文字，对生酮饮食的原理及负面影响详加说明。她认为采用生酮饮食短期内体重看似明显下降，其实是伴随大量脱水所呈现的假象。

另外，生酮饮食因为摄取过多的油脂，对心脏血管造成极大的负担，同时无法摄取足够的必需营养素，例如维生素、矿物质、纤维、抗氧化剂、植物化学物质等，心脏病或糖尿病患者最好不要轻易尝试。甚至，生酮饮食同时也会导致体内代谢酸中毒。

而坊间被说成可软化血管、防癌、降“三高”的万能圣品“醋”，尽管在日本有多项研究表明其对健康有益，但仅止于大鼠的动物实验阶段。诸如此类，白博士在新书中以40个常见问题破解生活保健迷思，带领读者认识基础营养常识。最可贵的是“跟着营养专家这样做”部分，还教导了读者如何安心吃，不只是保健食品的食用方面，还包括日常营养迷思、餐桌上的自疗饮食、慢性疾病的预防饮食以及减重饮食等。**此外，书中对特定内容、专业术语的注解，均放在了每小节的最后一页，以便读者集中查阅。**

过去，我们谈预防医学就是通过健康检查，希望可以早期发现、早期诊断、早期治疗；之后，随着高科技仪器的发明与运用，更可使脑血管病、冠心病和癌症这些3C疾病在未出现症状前即无所遁形，让医疗介入更及时。健康检查好比汽车的定期保养与维修，而一日三餐就是日常保养与维护，日常吃对了，绝对有利于身体健康。

即使是对病人，也不应仅是临床治疗，更应该从生活和日常饮食方面进行长期调整。在医院，医疗上讲求跨团队合作，营养师的角色非常重要，他一方面要了解病人过去的饮食习惯，一方面要给予病人正确的营养饮食建议，帮助病人早日恢复健康。另外，医院营养师团队除了营养咨询门诊外，也应时常运用讲座、撰写文章来传递正确的营养知识。

白博士的文字让营养学变得浅显易懂，是一本值得收藏的饮食营养保健指南，可以厘清来路不明的健康信息，最重要的是有助于建立与时俱进的营养观念，摆脱坊间似是而非的饮食迷思，在餐桌上吃出食物的美味，也吃出健康，远离“三高”的威胁。

林欣荣

花莲慈济医学中心院长

慈济大学医学系教授

推荐序二　原来专业的营养观念，可以如此平易近人

行医超过30年，常碰到营养观念方面的问题，一般性的像“我应该怎么吃”或问特定食物“我可以吃××吗”，甚至问到特殊食疗主张如全素食、生酮饮食、饥饿疗法等等。这本书中，我看到一位营养专家，全面性地对大众所疑惑的营养学观念进行深入浅出的解说。

营养相关问题可细分为多个层面，琳琅满目，但信息却常常参差不齐，很多营养宣传或活动又伴随各家的信仰主张，甚至演变成超越事实证据的迷思及谬误。本书作者以营养学的专业素养，用平易近人的说明，让读者能够更正确地理解、吸收实用的营养知识。

细看这本书内容，我看到客观而专业的剖析。这是一位可信任的营养专家，以多少证据说多少话的实证，来解说日常生活会碰到的营养问题。她向读者提供正确的营养观念，并破除一些错误迷思，使读者能与时俱进地以最正确的饮食方式获得健康。

举例来说，癌症病人和家属常见的疑问是：“我是不是要补充特别的

营养素，才不会患癌？”常常，他们听信宣传，花大钱购买所谓的抗癌补充剂，其实那些宣传大部分是信口开河而无实证。作者指出，营养补充剂大多着重于单一营养素的效用，但生理健康需要均衡的营养素维持，天然蔬菜水果所含有的营养素更全面、多元，其营养价值远远超过人工合成的营养补充剂化合物，且价格更为实惠。作者精辟的剖析相信可以让广大读者受益。

我郑重推荐本书！您会发觉，轻松看完后，已经历了一次对营养学深入浅出的导览。原来专业的营养观念，可以如此平易近人地落实在生活中，帮助人们打造更健康的生活！

陈荣隆

和信治癌中心医院小儿血液肿瘤科主治医师

推荐序三　营养知识，是每个人都应该具备的基本素养

与白小良博士的缘分始于40年前，当时我在实践大学任教，而她则是课堂上一位优秀勤勉的学生。毕业后她学以致用，持续在营养领域深耕，并与夫婿一同远赴美国，在营养信息来源的第一现场深造。如今她决心替社会大众扫除饮食迷思，匡正营养观念，先是于2017年出版了《别让错误的营养观害了你》，新书《你吃进的是营养还是负担》也于2018年7月付梓。这对广大关心饮食健康的读者来说，无疑是一大福音。

在21世纪的今日，不良生活习惯所导致的慢性疾病，已跃升为现代人死亡的主因。对比从前需依靠抗生素等药物治疗的传染性疾病，慢性疾病可以借由调整生活作息、修正饮食内容得到控制与预防。也因此，吃药与手术逐渐被视为一种较为消极、成本甚高的医疗行为；从日常三餐开始摄取健康的食物，打造良好的生活模式，此种预防胜于治疗，才是更应该被提倡且更有效的保健方法。

然而，该怎么吃才正确？营养学是门非常专业的学科，对没有受过相

关学科、医疗训练的普罗大众来说，很容易被非专业或断章取义的信息所误导。“多喝水多健康”的健康口号看似正确，但过量的饮水其实会有水中毒的隐忧；“无麸质食品”被商业媒体渲染成健康食品，但对无麸质过敏的一般人而言，无麸质食品不但价格昂贵，甚至也不比小麦制品健康；“生酮饮食”是近年来大受欢迎的减肥饮食，但背后伴随的健康隐忧不可忽视。书中从生活饮食、慢性疾病与癌症、保健食品及近年来流行的超级食物、减重方式着手，罗列了数十条常见且具话题性的营养迷思，每一项都可以活用于日常生活之中。

白小良博士长期钻研营养教育，她深感健康及营养知识应该被视为每一个人都应具备的基本素养——毕竟健康是人生基础，没有了健康一切都只是空谈。期待这本书的出版，可以将正确的营养观念，普及于每个人与每个家庭之中。欢迎读者随着营养专家的提问，逐一检视自己的营养知识是否正确，摆脱谬误迷思的危害，让自己成为健康的第一道防线。

谢明哲

台北医学大学保健营养学系名誉教授

推荐语

此书以问答的形式提出大家对营养保健的疑惑，从专业及日常生活的角度作出解答，更以营养专业提出解决改善之道。知道“原来如此”后，“跟着营养专家这么做”就对了！

朱堂元

慈济医学中心妇产部主任

营养是健康的基础，然而时下流行的标榜养生的饮食风潮却似是而非，不尽有益。鉴于此，执着的白小良老师身为营养兼教育专家，以阐明营养实证科学为己任，为求真知的读者们解答方方面面的营养问题，把颠倒的理论是非从科学的角度重新导正过来。

张静芬

嘉义基督教医院营养科技术主任

本书与姐妹作《别让错误的营养观害了你》，两书宗旨都是借由精确的科学验证，厘清市面上似是而非的观念，匡正一般大众对营养学的迷思。前作从五大营养素着手，奠定大众的营养观基础；本作则深入日常餐桌，从三餐饮食、慢性疾病、减重方法、保健食品等与一般大众切身相关的议题切入。作者白小良博士有扎实的学术背景，再配合临床营养师的经验，她所带给大家的，是一本有凭有据又实用的营养教战手册。推荐给所有关心自身与家人健康的读者。

吴成文

台湾地区最高科研机构院士

台湾地区卫生研究院创院院长

阳明大学特聘讲座

生活周遭充斥着许多营养信息，有正确也有错误，往往经由网络及媒体到处传播，一般民众根本无法判断真伪。白小良博士以其优异的专业背景，详尽地阐述了现代营养保健的正确观念。本书文字浅显易懂，适合大众阅读，于生活中落实尤能促进健康，是一本全家保健不可多得的好书。

黄秀华

台湾地区最高营养师团体理事

随着时代进步及信息网络的发达，通过电视传播媒体看到、找到、听到有关饮食与营养的资料很容易，谈营养论饮食的人也很多，但是许多充满矛盾、似是而非的内容也造成民众盲目地追随。白小良营养师2017年出版的《别让错误的营养观害了你》广获好评，2018年接着出版了续集《你吃进的是营养还是负担》，书中提到时下最热门的议题，包括椰子油、生酮饮食、胆固醇等。让我们听听专业的营养师怎么说，相信能带给读者豁然开朗的解惑。

郭素娥

成大医院营养师兼主任

小良学姐多年来一直持续推广饮食营养与健康。这本书结合正确的饮食与营养观念，阐述了如何正确地吃。摄取健康的饮食，不道听途说，从最基本的吃开始，守护自己的健康。

谢蓝琪

高雄市立联合医院营养室主任

台湾地区教育主管部门助理教授

自序　文盲无害，食盲有害！

在步入营养领域的近40年间，曾无数次想要转业，却一直无法割舍，因为营养知识与自身和家人息息相关。

在营养学的课堂上，曾有位非裔学生，举手要求发表意见。当时我心里有点不安，因为他满脸不悦，强烈地表示无法理解美国教育部门为何连性教育都已列入中学的学习课程，却独漏了营养学这门生活知识。过去几星期，我的教学让他深刻体会到，每天该如何正确地吃，是每一个人所迫切需要了解的。我感动得当场称赞他："我以你为荣。"这件事让我深深感受到，自己能够在教学上改变一个人的健康和营养思维，是件多么值得的事。

如今我虽身处异乡，却仍心系家乡，希望家乡人更健康。每年回家探望家人的同时，也会回到原来工作的医院见见老同事，但每次都感到不解：为什么医院门诊里的人总是那么多？姑且不论疾病统计数据，这种医疗大楼内的特殊景象难道没人警觉到吗？社会的健康品质好比一条溪流，溪流生态是否平衡，是否经常有人溺水危及生命，取决于是否有干净安全的社会环境，而这又取决于上游的政策规划制定。拥有正确的营养保健知识，就好比一个人具备了游泳的技能，这是免于在急流中溺水的重要条件。

当今许多人饱受慢性疾病如心血管疾病、糖尿病、癌症等的折磨。即使现代医学进步、科技发达，这些救援亦仅仅是治标不治本。若是社会医疗体系仅在末端做下游的急救工作，而不试图从上游解决根本问题，整个社会必会付出高昂的医疗成本。

少数非专业人士断章取义，甚至挑战正确的营养理论，这些被吹捧出来的论调，更是有形无形地造成混乱，扼杀大众的健康。文盲无害，食盲有害！正确的营养知识看似简单，事实上是一门相当复杂的应用科学，极容易被曲解误导。为此，教育部门更应该有广阔的视角，长远的眼光，经由教育途径对下一代的健康意识负起责任，也就是将生硬的营养知识和生活结合，让民众在极度复杂的食品污流中具备独立思考的能力，而不是一味地遵守教条。拥有健康的体魄，才能培养健全的社会梁柱。

再者，有关部门对营养认知的倡导更须跟上时代的脚步。我曾数次痛心台湾地区有关部门及政治人物漠视民众的基本权益。本人在此不仅仅是以一个营养专业人士的身份，更是以一个平民百姓、母亲、老师及朋友的立场，用撰写的方式分享个人的专业和经验，自我期许能够让更多人自救和救家人！

无法好好吃饭的人，大多数的借口不外乎没有时间，工作忙碌。别忘了健康才是真正的投资和财富，健康来自营养，营养来自正确的饮食内容和态度，必须从小开始培养。千万别忘了真正的营养素来自各种天然食物，而不是昂贵的加工品。舍不得好好吃，当健康出了问题，即使有医疗保险给付，也会将毕生辛苦赚来的钱付给医疗账单，并把时间用在病床上。再者，任何人的一生中最美好的是能够品尝各种食物而不是调味料，真正有营养的健康饮食来自自己的双手和自家厨房，家里的餐桌是最温馨的、构筑健康人格的地方。早午餐吃得好是营养学的实践，成效必定呈现在一天之中；清淡的晚餐，更是培养精神盛宴的重要时刻。

目　录

第一章　保健概念的建立

第二章　日常的营养迷思

第三章　餐桌上的自疗饮食

第四章　超级食物、减重饮食风潮

第五章　慢性疾病、癌症的预防饮食

第六章　保健食品的正确吃法

附录　食品标志玄机

第一章

保健概念的建立

营养保健论述越知名的越可靠?

健康可以用公式计算吗?

医疗人员患病，是种医疗讽刺?

健康出状况就得吃药?

身体质量指数（BMI）是判断理想体重的重要指标?

孩子圆嘟嘟的是带得好的象征，长大后就好了?

Question-1

营养保健论述越知名的越可靠?

答：时下越来越多的非专业人士断章取义，利用市场心理学对某一个特定营养素大加炒作。凡是华而不实的功效宣传，皆不足为信。

★原来如此

营养学是门综合了生物学、生理学、化学、生物化学、食品学、流行病学、人类学及公共卫生学的应用科学。以往的营养或医疗专业人员将教科书内艰深的专业知识，一成不变地植入一般民众的生活中，因为难以理解，所以导致许多曲解。

这是因为“营养知识”和“饮食行为”是两个完全不同的课题，也就是科学研究和实际日常生活之间有一条鸿沟。简单来说，要将营养知识转换成一般人能理解的语言和观念，且植入日常饮食习惯中，是相当复杂且涉及行为心理学范畴的课题。然而精通市场心理学的商品营销策划者，断章取义地将片段营养学和产品结合，延伸出许多夸大不实甚至误导的概念。再加上信息技术及网络的发达，似乎人人都可以自成一派成为营养专家，许多非专业人士摘取片段的营养信息，借由媒体操作制造出许多错误的资讯及论述。

站在营养专业的角度，绝对不能断言食物的好或坏，只能客观地说日常饮食习惯的好或坏。因为营养必须从整体的饮食习惯来评估，健康绝不是单一的营养成分可以建构的。而调整某单一营养素，使得某项健康指数有所改变，指的是单一营养素或饮食和疾病之间的特定关系性。这类经由研究所得出的结论性建议，都是根据流行病学的统计资料，依不同的条件对大众所作出的建议。

►跟着营养专家这么做

报纸杂志、电视媒体信息的辨别方式

时下与食物和营养有关的信息大都来自电视、广播、报纸、杂志和互联网，如何确保自己接触到的是可靠、可信的健康保健信息，须先重点核对下列几个重点：

（1）判断作者或讲者是否具有专业资格

首先，可从作者或讲者的职称来判断。请确认只有“营养师”才是正统科班出身且通过考试的专业营养师职称。而“营养治疗师”就不是一个专业的职称。学术界的专家称为“营养专家”，但必须加上学术头衔，例如：硕士或博士。

其次，可从作者或讲者任职或隶属的机构来判断其言论的可信度。一般而言，与营养健康有关的组织单位，如政府机构中国家和地方卫生部门、疾

病控制和预防中心，教育机构如学院和大学等，这些机构的专业人员都具备渊博的食品和营养知识，都能够依据科学证据，给予大众确凿的营养建议。

也需注意，“营养师”涵盖的专业领域很广，包括餐饮、临床、学校、长期照护等。每个领域的营养师都学有专精，具体地说，糖尿病患者不会去咨询长期照护营养师，餐饮业者仅咨询餐饮专业营养师，绝不会去咨询肾脏专科营养师。

（2）确认文章发表目的

有些文章发表的目的是为了促销产品，这种信息通常会有所偏差和误导。某些由产品公司发表的研究报告，当然只会告诉消费者效果显著的部分，这种信息原则上完全不可信。一般未经特殊学术专业训练的人，是无法正确判断和解读的，不妨待专家解读之后再相信也不迟。

（3）是否有可靠单位背书

即所发表的营养功效宣传，是否具有来自可信度高的单位所给予的支持或认同。值得信赖的营养专家，通常会主动提供可信度高的非营利组织或学术期刊上的研究报告。专业人员发表任何言论，若牵涉文献或他人见解，一定要注明资料来源，这是对自己所讲的话负责，也是对原著作的尊重。

（4）确认研究结果来自人体还是动物

基于人权伦理和安全的考量，多数研究会以动物为研究对象，但即使采用某些遗传上和人类接近的灵长动物，与人类的差异仍相当大。

（5）确认研究样本数量的多寡

如果研究对象只有40或50人，甚至更少，则无法代表大部分的人。在最后结论公之于众之前，需要多年及大量的科学研究，且研究结果必须被多次重复。这也就是非营利健康组织和政府相关研究机构发表任何一个论点时都极为保守的原因。尤其是仅“见证”少数人个别经验的研究结果，不能算是科学证据：在某个人身上有效，并不代表可以很安全地应用在每个人身上。

（6）所有华而不实的功效宣传，皆不足信

最具体的例子，美国人每年在减肥这个问题上花费高达数十亿美元。许多人都在寻找下一个有效、快速的减肥捷径。但市面上广泛流行的减肥饮食法，往往充斥着未经证实的论调。“一星期甩掉10公斤，要瘦就瘦，不必辛苦运动！”这样的宣传确实很诱人，但切记“天底下没有不劳而获”。只要有下述用语模式中的任何一项，都绝对是完全不可信的谎言：

□保证快速见效。

□只需要很少甚至不需要运动，就可以减肥。

□强调单一食物或营养素的神奇功效。

□饮食中完全去除某种食物或整类食物，例如无碳水化合物。

网络信息的辨别方式

网络上虽然可以快速、简易地找到最新的营养学研究新闻、健康食谱和保健信息，但这些信息也经常造成误导甚至不良影响，更需要小心确认。以下介绍需核对的重点：

（1）确认网站所属机构

较可信的网络单位是政府卫生机构网站（名称之后加注.gov）或教育机构（.edu），其次是私人非营利机构、医院、专业协会（.org），可信度最低的是商业网站（.com）、互联网络（.net）、一般用途（.info）、商业（.biz）等。

（2）确认网站成立目的

确认网站设立的最初目的及宗旨。若是以介绍产品为主要目的，其所提供的信息就不足为信。

（3）是否注明资料来源

网站若有提供其所引用的科学证据的原始来源（如网页链接），这种网站的可信度会比较高。

（4）是否有认证标志

即所有相关信息是否经由专业或相关机构审核过。若有张贴专业认证标志，则表示该网站的作者或负责人持有一定的原则或标准。例如经HONcode（健康在线基金会）认证的，表示该网站愿意遵守健康医疗网站的准则。

（5）是否提供沟通渠道

可信度高的营养专家网站，通常会提供读者与作者之间直接讨论或信息交流的互动渠道，包括联系地址、服务电话号码或电子邮件等。

（6）是否勤于更新

一个可靠的网站，应经常更新且提供最新的信息。

Question-2

健康可以用公式计算吗？

答：健康是一幅高品质的拼图，涵盖生理、心理、社会、环境、人际关系和精神六个层面，无法用简单的公式或数字来计算。

★原来如此

传统上，健康的定义经常被简化为“没有疾病，各器官系统发育良好、功能运作正常，免疫系统健全，精力充沛并具有良好活动能力的状态”。因此医学上常用人体测量、功能性检查和各种指标，例如身高、体重、体温、脉搏、血压、血糖、血脂、血胆固醇、肝功能、心肺功能、视力等来评估生理状态。

然而健康或不健康的标准也有很大的差异性与主观性，即使没有生理上的疾病，也不代表就是各方面健全的个体。自我感觉身体很健康，并不代表身体没有疾病存在。1948年，世界卫生组织（WHO）首度对健康作出定义：“健康是一种生理、心理和社会的完好状态，而不仅仅是没有疾病。”

更积极地来看，健康应是日常生活的一种资源。社会环境、个人资源和生理功能同样重要，能够在受挫之后迅速恢复，并妥善处理压力，需要拥有良好的心理、智力、情绪状态，以及维系人际和社会关系的能力，这些都是构成适应力和生活独立能力的重要技能。因此直到1984年，世界卫生组织才又进一步修订健康的定义："个人或群体能够实现、满足需求，并具有改变或应对环境的能力。"

显而易见，世界卫生组织对于健康的定义，由纯生物学的层面，扩展到了包括生理、精神和社会关系在内的多个层面。现代健康的含义是多元、广泛地将身心、家庭和社会生活的健康状态均包括在内。其中社会适应性归根究底取决于生理和心理的品质，心理健康是身体健康的主干，生理方面的健康又是心理健康的实质基础。

良好的情绪可以使生理功能处于更佳的状态，反之则会降低或破坏某种功能而引起疾病。生理状况的失调可能带来潜在的心理问题，特别是慢性疾病，往往会使人产生不良情绪，如烦恼、焦躁、忧虑、抑郁，甚至失去斗志。长期下来，就会衍生出各种心理和精神异常。

两个用来形容健康状态的英文单词，分别为Health（健康）和Wellness（保健）。前者健康（Health）指的是一个个体的生理、心理和社会功能状态，而不仅仅是没有疾病或体弱。保健（Wellness）涵盖的范围更全面，除了生理、心理和社会功能之外，还包括对环境、生活、人际关系的调适，解决问题的能力与智能以及由此形成的良好生活品质。近年来许多国家和地区包括中国台湾地区在推广全民健康时，所使用的词汇已经改用保健（Wellness），而不仅仅是健康（Health）（大陆地区通常用“健康”一词——编者注）。

▶跟着营养专家这么做

身心健康的人，必须具备生理、心理、社会、环境、人际关系和精神六个层面的健康。健康应该是一幅高质量的拼图，如果某一生理指数有异常，应是全面评估，而不是过度放大单一的参考指数，健康的整体性绝无法用公式或数字来计算或预测。

身心健康的六个层面

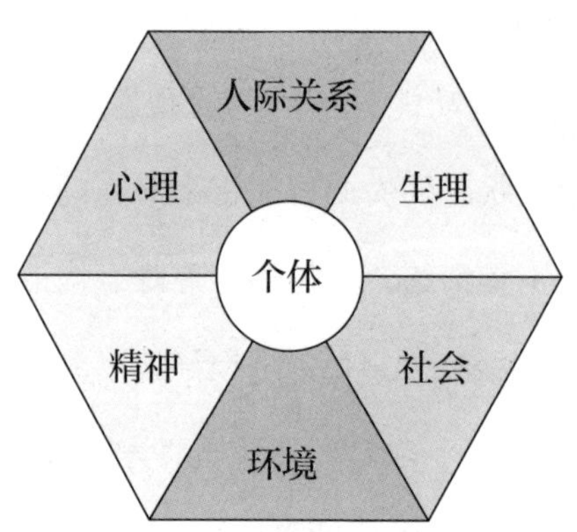

世界卫生组织也曾发布报告，组成健康的因素中，15%来自遗传，10%来自社会，8%来自社会医疗条件，7%来自气候条件，60%是自我保健。由此可见，想要拥有健康，有很大一部分因素来自自我保健。纵然完整的健康难以从单一的点来评估，但借由良好的日常生活习惯、运动、饮食内容，每个人都可以掌握自己健康状态很大的一部分。

健康因素的百分比

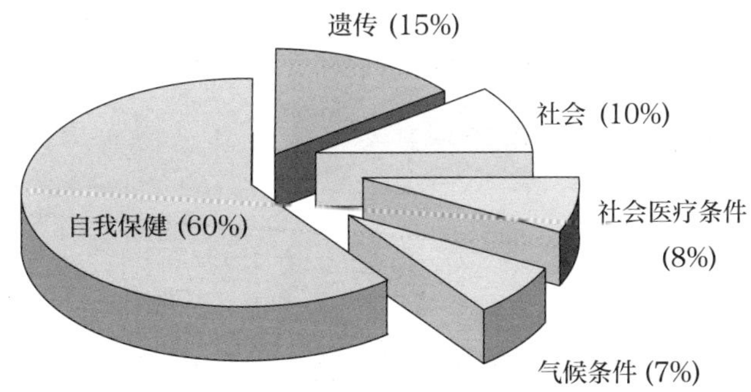

Question-3

医疗人员患病，是种医疗讽刺？

答：医疗人员处于社会健康的浊流下游，担任成效极差的救援工作，其承受的健康风险不亚于一般人。

★原来如此

医疗人员包括医师和护士等从事医疗服务的专业人士，他们的健康问题中有相当高的比例来自于工作上的精神压力。经过专业训练的医疗人员在进入职场之后，密集地暴露在高危及高压的环境下，直接或间接地造成饮用过量咖啡或可乐、精神无法集中、头痛、慢性背痛及经常感冒等现象，长期积累之下，甚至有可能形成慢性疾病。

以整个社会的健康大环境来看，现代社会的健康问题好比一条溪流，整条溪流污浊，而医疗工作是处于浊流的下游，医疗人员竭尽心力，精疲力竭地抢救在慢性疾病（心血管疾病、糖尿病、癌症等）洪流中溺水的人们。每一个人都应该对医疗人员心存千万分的感激。但是，这些救援仅仅是治标不治本，若社会医疗体系仅将重心放在末端下游的急救工作，而不试图从上游做根本性的解决，整个社会将会付出高昂的医疗成本。

慢性疾病仅仅是浮出水面的冰山一角，潜藏在水面下的是庞大的社会体制死角，而这些都与政府是否重视人民的健康问题息息相关。其中最重要的民生项目之一就是食品安全。照理说，人民并不需忧心食品安全，这是政府需要全权为所有百姓严格把关的课题，就好比一个家庭中，子女不用忧虑父母会将有毒害的食物带回家中的餐桌上。

政府必须制定严谨法规，严禁将任何有害物质倾倒入健康“河流”，确保整体“河流”的安全。与此同时，政府机构也有义务教导各年龄层的百姓如何选择正确的饮食，也就是有必要将健康及营养知识像其他所有基础学科一样，列入教育中的一环，这是中游的自救技能，就好比教人众如何游泳，而免于在溪流中溺水不治。

▶跟着营养专家这么做

一个社会健康与否同时反映出这个社会是否进步。在有关职能部门尚未积极制定与健康相关的完善法规之前，每个人或家庭都必须学会自救，预防胜于治疗是最基本的保健原则，健康的饮食与生活习惯才是真正的预防医学。正确的营养知识是每个人都应具备的基本技能，饮食习惯则来自家庭生活——减少外卖、外食，选择正确的饮食内容，减少加工食品，增加天然食物的种类，确保充裕的进餐时间，增加家庭成员共同进餐的机会，并带着感恩的心情珍惜食物。

个人在进入社会之前，家庭和学校在人际关系的培养上扮演着重要的角色。人际关系又与个人精神和情绪压力的调适能力密不可分。较之于将健康的责任完全托付给医护人员，个人与家庭培养自救的能力，才是免于溺毙在慢性疾病急流中的当务之急！

Question-4

健康出状况就得吃药?

答：疾病可分为传染性和非传染性。现代人的疾病大都为非传染性疾病，并不一定要服药。

★原来如此

疾病可分为传染性和非传染性：

传染性疾病

传染性疾病由病原微生物，如细菌、病毒、寄生虫或真菌引起，疾病可以直接或间接地由一个人传播给另一个人，或由动物传染给人类。

在19世纪，传染性疾病对人类的健康造成极大的威胁。1900年，造成死亡的三大主要原因是肺炎、肺结核、腹泻和肠炎，再加上白喉，这些传染疾病造成的死亡人数占人类当时总死亡人数的三分之一。直到抗生素的发现以及儿童疫苗的普遍接种，才得以有效控制传染病。

到了20世纪，传染性疾病死亡人数明显下降，这应归功于青霉素在医疗上的广泛使用，能够快速彻底治疗以前无法治愈的细菌性疾病。抗生素使用了近60年，挽救了许多链球菌、葡萄球菌、淋病、梅毒和其他病菌感染者的生命。各种药物也不断被开发出来用于治疗病毒性疾病（例如疱疹和HIV感染）、真菌病（例如念珠菌病和荚膜组织胞浆菌病）和寄生虫病（例如疟疾）。但是许多生物体因出现抗药性，扭转了过去近60年来的抗生素治疗奇迹，医学上因而重新评估，强调疾病“预防”的重要性。

艾滋病是现代的传染性疾病之一，1981年艾滋病毒感染首次被证实。这是一种仍然威胁巨大的传染性流行疾病，影响了3300万人，约1390万人死亡。

非传染性疾病

非传染性疾病并不是由生物体或病原体引起，而是由遗传、生活方式或环境造成的。非传染性疾病的病程缓慢、持续时间长，所以又称为“慢性疾病”，其中以心血管疾病、癌症[①]、慢性呼吸系统疾病和糖尿病最为常见。这些慢性疾病虽然医疗耗资巨大，不过却是能够加以预防的。这一类非传染性疾病是导致许多发达国家人民死亡与残疾的主要原因。大部分的非传染性疾病与日常生活习惯和环境息息相关，脑卒中和癌症也可能是精神压力以及生活方式不良所引发。

20和21世纪死亡原因人数

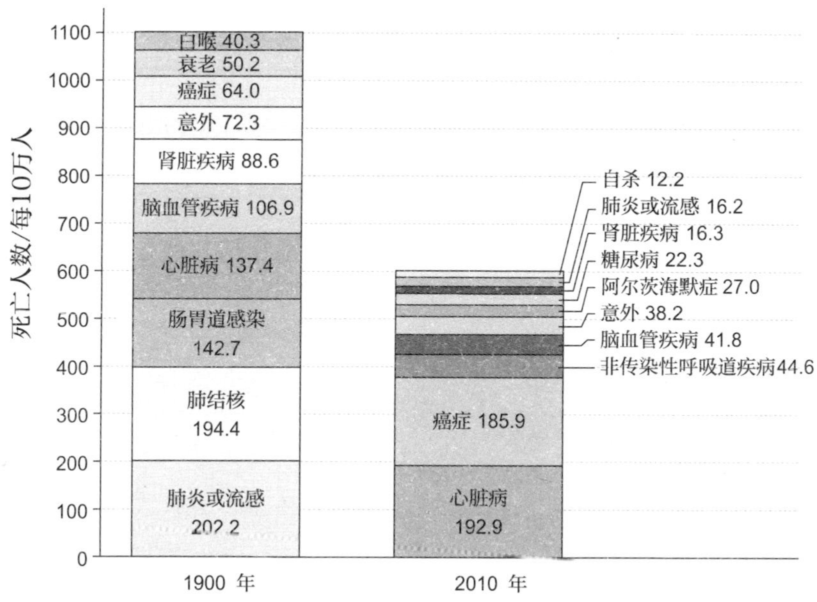

资料来源：美国疾病控制与预防中心（CDC）。

非传染性疾病还包括引起失明或耳聋的疾病、先天性缺陷、精神和神经疾病（包括阿尔茨海默症）以及肾和自身免疫性疾病。某些非传染性疾病与遗传基因有关，也就是由遗传物质或DNA产生变化所引起，例如癌症、囊性纤维化和唐氏综合征，是人体无法自主控制的一种现象。

非传染性疾病所造成的死亡人数，占美国全年死亡人数的三分之二以上（约4000万），其中心血管疾病、癌症、慢性呼吸系统疾病和糖尿病的死亡人数超过80%。这些非传染性疾病有一半以上能够经由改变生活环境、纾解压力、健康饮食和运动来降低发病率。

▶跟着营养专家这么做

传染性疾病务必使用药物控制，但非传染性疾病借由修正饮食、日常生活行为就可以得到改善，不一定得服用药物。生活中两个最能被有效改善的慢性疾病因子是肥胖和吸烟。全球发达和发展中国家人口的五大死亡原因中的四个——心脏病、癌症、肺病和脑卒中，主要肇因都是吸烟。吸烟导致约三分之一的心脏病、癌症及大多数的肺气肿。以下介绍几种常见慢性疾病的预防方式：

（1）心血管疾病（CVD）

全球头号死亡原因，主要来自冠心病和脑卒中。这些都可以通过改善生活中的风险因素来加以预防，包括：戒烟、减轻体重、健康饮食、运动、纾解压力和预防糖尿病。

（2）肺癌、胃癌、肝癌、结肠癌和乳腺癌

形成的原因和日常生活习惯以及饮食风险息息相关，包括：身体质量指数（BMI）过高，缺乏运动，没有摄取足够的水果和蔬菜，以及烟酒过量。

（3）慢性呼吸系统疾病

吸烟或二手烟是引发哮喘和慢性阻塞性肺疾病（COPD）的主因，这不但会干扰正常呼吸，甚至可能危及生命，且无法治愈。预防慢性阻塞性肺疾病，最重要的是戒烟，保护家人和他人免于接触二手烟。生活在干净空气的社区及无烟工作环境和公共场合是每一个人的权利。此外，不得忽视家中和办公室中来自干洗剂、清洁剂、家具涂料、油漆、空气清香剂、复印机等的化学物质的伤害。

美国2010年可预防的致死危险因子

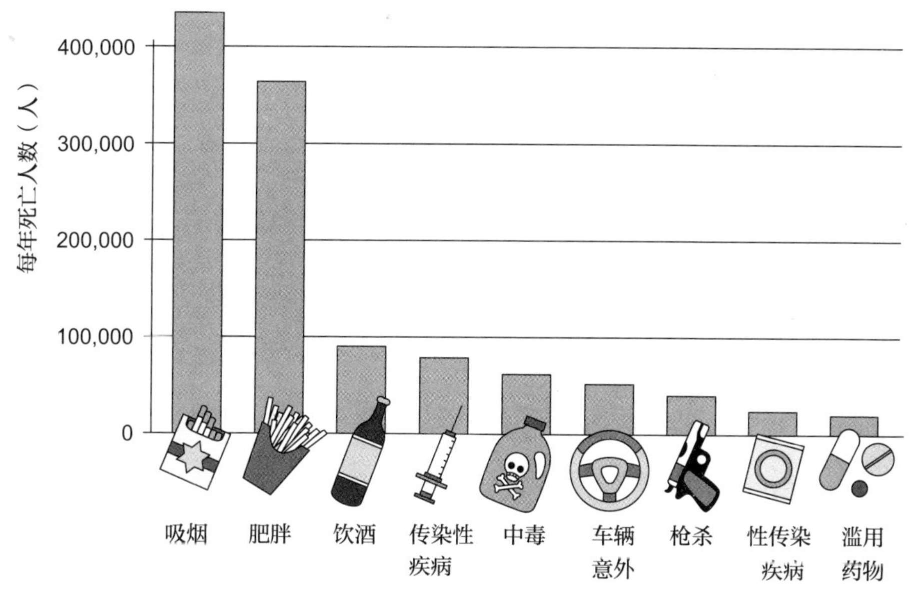

所有危险因子的致死率加起来占全部死亡原因的48.2%（各危险因子所占死亡人数百分比：吸烟18.1%，肥胖16.6%，饮酒3.5%，传染疾病3.1%，中毒2.3%，交通事故1.8%，枪杀1.3%，性传染疾病0.8%，滥用药物0.7%）。

（4）糖尿病

身体无法有效调节血糖时发生的慢性疾病。失控的糖尿病可能导致其他慢性疾病，例如肾脏衰竭、视网膜病变、末端毛细血管坏死，甚至是死亡。通过改善相关的危险因素，例如健康饮食、运动、正常体重，可以预防成年发病的二型糖尿病或延迟发病。

当前往医院或诊所时，如果主治医师没有给予任何药物处方，千万不要习惯性地问“不用吃药吗”，而应该庆幸自己遇到的不是只会开处方药的好医师。健康取决于各方面的因素，好好修正自己的生活习惯，吃得健康、规律运动、疏解压力、避免污染的环境，才能拥有真正高品质的健康。

①并非所有的癌症都来自非传染性疾病，其中有一小部分癌症来自传染性疾病，或有机体通过病毒和细菌侵入人体，例如宫颈癌是一种被人乳头状瘤病毒性传播的癌症。

Question-5

身体质量指数（BMI）是判断理想体重的重要指标?

答：身体质量指数无法区分体重的重量是来自脂肪还是肌肉，正确地判断体重是否理想须同时参考体脂率（体脂肪比例）、腰围、腰围与臀围的比例。

★原来如此

依据公共卫生流行病学的研究，体重的状态是评估一个人健康最具代表性的参考指标之一。但体重不一定是健康的准确指标，更不是某些疾病风险的准确指标。

体重是否在理想范围内，目前最普遍使用的是“身体质量指数（BMI）”。安赛尔·基斯（Ancel Key）等人在1972年7月出版的期刊《慢性病杂志》（*Journal of Chronic Diseases*）上首次发表了“身体质量指数（BMI）”一词。文章指出，BMI虽无法完全令人满意，但至少与其他指数一样，是肥胖的相对指标之一。随着西方社会的肥胖流行率增加，对评估身体脂肪的指数也更为重视。虽然BMI试图用量化或数字表达个体内的组织质量（肌肉、脂肪和骨骼）的量，但主要应用在群体研究，并不适用于个人的评估。尽管如此，因为BMI计算方式很简单，所以已经被广泛用于营养及医疗的初步判断。

身体质量指数（BMI）的公式为：

$$\text{BMI}=\text{体重（千克）}\div\text{身高（米）}^2$$

即体重除以身高的平方。其中体重的单位为千克，身高的单位为米，故身体质量指数的单位为千克／平方米。

常见的BMI适用于20岁以上的成年人，其在分界线的尺度上仍有一些争议。例如亚裔族群的BMI，体脂率和健康风险之间的相关性不同于欧美族群。亚裔族群的正常BMI，低于世界卫生组织为欧美族群所设定的正常值。较之欧美族群BMI值超过30千克／平方米则被视为超重，亚裔BMI值超过28千克／平方米即被视为超重，随之罹患二型糖尿病及心血管疾病的风险也会增加。同时，也观察到这个上限值在不同的亚洲人群中也有所不同。

十年内疾病风险

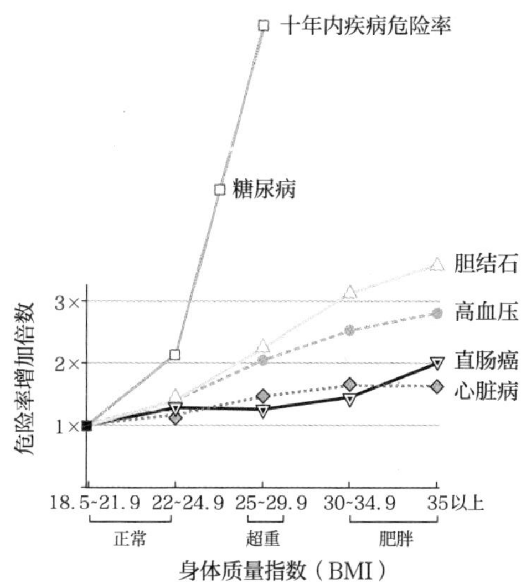

身体质量指数（BMI）的分界线

	世界卫生组织 BMI（千克 / 平方米）	亚洲人 BMI（千克 / 平方米）
过轻	18.5 以下	17.5 以下
正常范围	18.5~25	17.5~22.9
超重	25~30	23~27.99
肥胖	30 以上	28 以上

▶跟着营养专家这么做

除了使用身体质量指数（BMI）之外，还必须加上其他评估指标，例如体脂率、腰围及腰围与臀围的比例，才能更正确地判断体重的状态是否理想。

（1）体脂率

某些运动员的BMI相当高，但他们体内肌肉的比例高于脂肪。换言之，BMI无法区分体重的重量是来自脂肪还是肌肉，这是这个指数潜在的一个缺陷。亚洲人普遍缺乏日常运动，BMI或许不高，但体脂率却很高。不少人以为减体重就是减肥，经常只是把水分、肌肉和骨质减掉了，以致忽略体内及血管内脂肪沉积的多寡，也就是所谓“隐藏性肥胖”的问题。体脂率和罹患心脏疾病的风险息息相关。瘦子患有高血压、高血脂、高血糖的概率，虽然比肥胖者低，也比较不会罹患心血管疾病，但并不代表瘦子就不会有“三高”问题。

虽然现代人闻脂色变，但其实身体脂肪对生存至关重要，包括：保护内部器官，贮存能量以提供紧急状态时的需要等。体内应该有相当比例的脂肪，人体的必需脂肪[①]含量，男性至少应有2%～4%，女性至少应有10%～12%。

人体脂肪比例（体脂率）建议

	女性	男性
必需体脂率	10%~12%	2%~4%
运动员	14%~20%	6%~13%
健身者	21%~24%	14%~17%
理想范围	25%~31%	18%~25%

理想的体脂率会随着年龄增加而上升

年龄与性别	理想体脂率
30 岁以下女性	< 24%
30 岁以下男性	< 20%
30 岁以上女性	< 27%
30 岁以上男性	< 23%

腰围与健康风险

	男性	亚裔男性	女性	亚裔女性
正常	78~94 厘米（31~37 寸）	78~90 厘米（31~35.5 寸）	64~80 厘米（25.6–31.5 寸）	64~80 厘米（25.6–31.5 寸）
超重（危险率上升）	94~102 厘米（37~40 寸）	94~102 厘米（35.5~40 寸）	80~88 厘米（31.5~34.5 寸）	80~88 厘米（31.5–34.5 寸）
肥胖（高危险）	>102 厘米（大于 40 寸）	>102 厘米（大于 40 寸）	>88 厘米（大于 34.5 寸）	>88 厘米（大于 34.5 寸）

（2）腰围

对成年人而言，这是个最常用、简单、可以随时自我检视的方法。简单地说，就是腰带愈长寿命愈短。当女性腰围超出34.5寸，男性超出40寸时，被认为是腹部肥胖，会增加罹患二型糖尿病、心血管疾病等慢性病的风险。

（3）腰围与臀围的比例

腰围与臀围比例的测量可用来了解脂肪积存的部位。当脂肪积存在腹部，呈现腰大臀小的身材，称为“苹果形”；脂肪囤积在臀部，呈现腰小臀大的身材，称为“梨形”。脂肪囤积在腹部的苹果形身材，其罹患心血管疾病的风险比梨形身材要高。

从测量数值来看，如果腰围测量值大，腰围与臀围的比例也高，罹患心血管疾病的风险会较高。如果腰围测量值虽大，但腰围与臀围测量比例低，那么罹患心血管疾病的风险，相对来说会比较低。

苹果形身材VS梨形身材

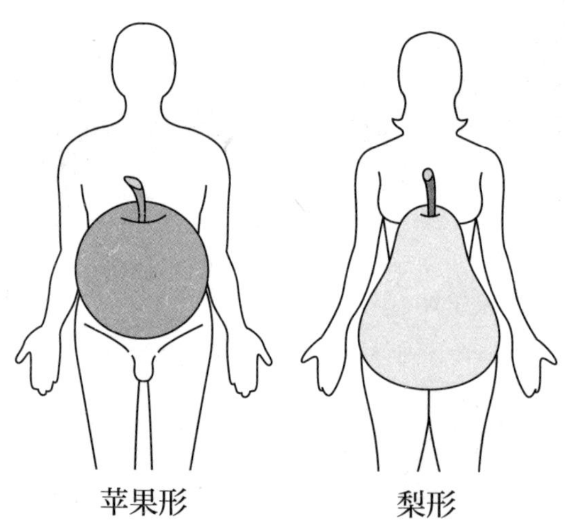

腰围与臀围的比例与健康风险

	男性	女性
低危险率	0.95 或以下	0.80 或以下
中度危险率	0.96~1.0	0.81~0.85
高危险率	1.0 以上	0.85 以上

①必需脂肪：指人体生存所需的最低脂肪量，体内少于这个脂肪量可能会导致器官衰竭。

Question-6

孩子圆嘟嘟的是生长好的象征，长大就好了?

答：近年来儿童罹患二型糖尿病的人数越来越多，肥胖是其一大主因。儿童时期的肥胖通常源于脂肪细胞增殖。脂肪细胞数目变多，要比脂肪细胞体积变大更难恢复到正常体重。

★原来如此

肥胖症类型

医学上所谓“肥胖症”是指“体内的脂肪贮存过多”，大致上可分为“脂肪细胞增殖型”和“脂肪细胞肥大型”两种类型。

“脂肪细胞增殖型”指的是脂肪细胞数目增殖为正常的3~5倍。有严重肥胖症的人，十之八九是属于此一类型，造成的原因并不是很明确，通常有家族遗传倾向。一生当中，1~4岁、7~11岁以及青春期，较容易有脂肪细胞数目增生的现象。因此在这个时期出现肥胖的孩子，70%有可能会持续到成年期。

多余的体脂肪匀称地分布在四肢和躯干，当体重下降时，大都是脂肪细胞中的脂肪及水的分量减少，而不是脂肪细胞数目减少。换言之，“脂肪细胞增殖型”肥胖很难恢复至平均理想体重。因此千万别在儿童期使得体内脂肪细胞数目增殖，这要比脂肪细胞变大更难恢复正常。不过“脂肪细胞增殖型”的肥胖，还是可以借由运动跟饮食来预防与改善的。

“脂肪细胞肥大型”出现在成年之后，体内的脂肪细胞数目较固定，此类型的脂肪细胞数目正常，但脂肪细胞体积较肥大，以至储存的脂肪量增加。因此脂肪细胞肥大型大都发生在成年之后及怀孕时期，或是因其他疾病诱发而成，例如甲状腺机能低下、二型糖尿病、高脂血症等。此类型肥胖，脂肪的堆积大都集中在躯干上，例如腹部、臀部、三角肌以及后上颈部。一旦施行正确减肥，脂肪细胞缩小就会瘦下来，较“脂肪细胞增殖型”肥胖容易改善或控制。

脂肪细胞增殖型VS脂肪细胞肥大型

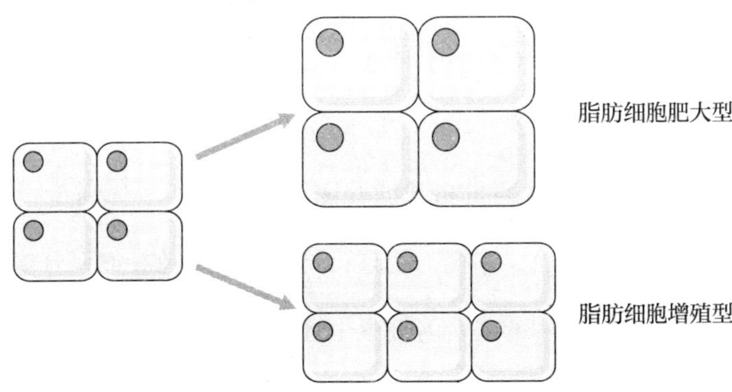

肥胖导致儿童患有二型糖尿病

2013年在天津针对7～18岁的3173位儿童进行研究，其结果显示，肥胖率为15.4%，体重超重率为13%，其中有0.28%患有二型糖尿病，3.3%已是糖尿病前期。

糖尿病有两型：胰岛素依赖型称为一型糖尿病，顾名思义，得终身依赖外来的胰岛素注射，以维持血糖的正常；成年型糖尿病为二型糖尿病，特征是分泌胰岛素的β细胞的敏感性降低，胰岛素出现严重阻抗，导致内脏隔间、肝脏和肌肉组织中体脂肪的沉积增加，该类型可以通过口服降血糖药物或调整生活饮食习惯来改善血糖状况。

依理来说，二型糖尿病不应该出现在儿童身上，而调查结果却反映了儿童肥胖率的持续上升。肥胖和缺乏运动是儿童患有二型糖尿病的重要因素①。儿童二型糖尿病的预防，务必从远离肥胖着手。

如何判断孩子是否为肥胖儿？

（1）儿童及青少年的身体质量指数（BMI）

依据儿童及青少年的身体质量指数（BMI）来判断。2～20岁的儿童、青少年的超重和肥胖的定义不同于成年人，未成年人的成长速率个体差异很大，须依据年龄和性别来判断。美国是依据美国疾病控制与预防中心（CDC）制定的“儿童身体质量指数曲线图”来判断：身体质量指数在其年龄和性别的第85～94百分位，则视为超重；身体质量指数在95百分位以上则被认为是肥胖。台湾地区采用的是台湾健康主管部门制定的“儿童身体质量指数表”。

编者注：大陆地区的相关标准，请登录中华人民共和国国家卫生健康委员会网站（http://www.nhfpc.gov.cn/），搜索“中国7岁以下儿童生长发育参照标准”。该标准由原国家卫生部妇社司于2009年9月印发。

儿童身体质量指数曲线图

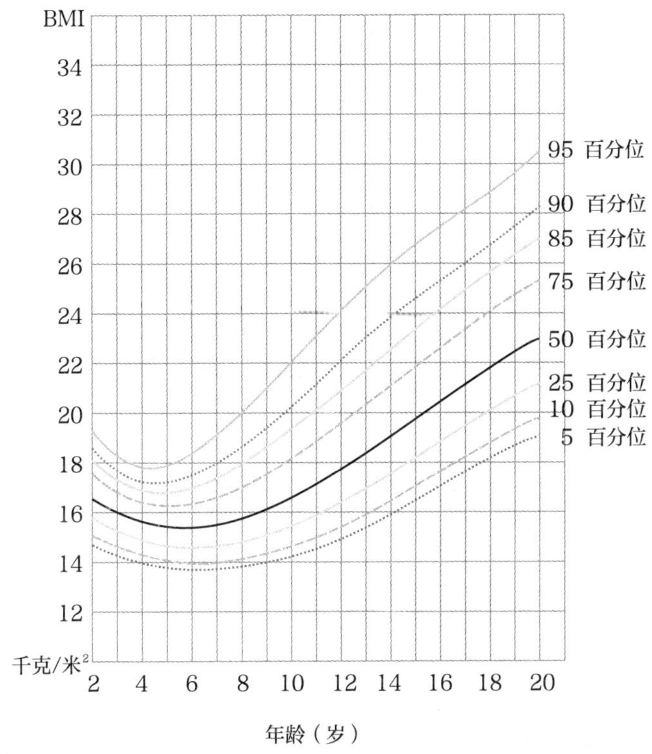

2~20岁儿童及青少年身体质量指数（BMI）曲线图。由美国疾病控制与预防中心制定，通行于美国。

儿童身体质量指数表

	男性			女性		
年龄（岁）	过轻	过重	肥胖	过轻	过重	肥胖
	BMI <	BMI ≥	BMI ≥	BMI <	BMI ≥	BMI ≥
出生	11.5	14.8	15.8	11.5	14.7	15.5
0.5	15.2	18.9	19.9	14.6	18.6	19.6
1	14.8	18.3	19.2	14.2	17.9	19.0
1.5	14.2	17.5	18.5	13.7	17.2	18.2
2	14.2	17.4	18.3	13.7	17.2	18.1
2.5	13.9	17.2	18.0	13.6	17.0	17.9
3	13.7	17.0	17.8	13.5	16.9	17.8
3.5	13.6	16.8	17.7	13.3	16.8	17.8
4	13.4	16.7	17.6	13.2	16.8	17.9
4.5	13.3	16.7	17.6	13.1	16.9	18.0
5	13.3	16.7	17.7	13.1	17.0	18.1
5.5	13.4	16.7	18.0	13.1	17.0	18.3
6	13.5	16.9	18.5	13.1	17.2	18.8
6.5	13.6	17.3	19.2	13.2	17.5	19.2
7	13.8	17.9	20.3	13.4	17.7	19.6
8	14.1	19.0	21.6	13.8	18.4	20.7
9	14.3	19.5	22.3	14.0	19.1	21.3
10	14.5	20.0	22.7	14.3	19.7	22.0
11	14.8	20.7	23.2	14.7	20.5	22.7
12	15.2	21.3	23.9	15.2	21.3	22.5
13	15.7	21.9	24.5	15.7	21.9	24.3
14	16.3	22.5	25.0	16.3	22.5	24.9
15	16.9	22.9	25.4	16.7	22.7	25.2
16	17.4	23.3	25.6	17.1	22.7	25.3
17	17.8	23.5	25.6	17.3	22.7	25.3

0~17 岁儿童及青少年（男孩 / 女孩）身体质量指数（BMI）表。由台湾地区健康主管部门制定，通行于台湾地区。

BMI= 体重（千克）/ 身高（米）^{2}

（2）腰围

腰围也是儿童和青少年胰岛素阻抗综合征的预测指标，意大利、西班牙、英国、德国以及美国都针对儿童制定腰围的百分位，作为儿童超重及肥胖的判断参考。但腰围标准的种族差异极大，不妨多留意自己孩子的腰围，并加以记录。不要忽视孩子的腰部脂肪堆积，13岁时的腰围脂肪囤积，将和成年后因肥胖所致的疾病有着密切的关系。

（3）儿童体脂率百分位表

仅采用儿童身体质量指数（BMI）来判断是否肥胖并不准确，还应考虑体脂率的百分位。国际肥胖特别工作组（IOTF）所制定的儿童体脂率百分位表，为临床和流行病学上采用的体脂率参考值。男孩和女孩的体脂率百分位在10岁以前相似，男孩体脂率的百分位在15～18岁之间有所变化，18岁时，女孩比男孩多出60%的身体脂肪。和儿童身体质量指数一样，体脂率超过第85百分位则定义为超重，超过95百分位定义为肥胖；低于2百分位（18岁女孩和男孩分别为14.7%和9.6%）是体脂率低。

儿童体脂肪百分位表

年龄	2	9	25	50	75	85	91	95	98
男孩									
5.0	12.2	13.1	14.2	15.6	17.4	18.6	19.8	21.4	23.6
6.0	12.4	13.3	14.5	16.0	18.0	19.5	20.9	22.7	25.3
7.0	12.6	13.6	14.9	16.5	18.8	20.4	22.0	24.1	27.2
8.0	12.7	13.8	15.2	17.0	19.5	21.3	23.1	25.5	29.1
9.0	12.8	14.0	15.5	17.5	21.2	22.2	24.2	26.8	31.0
10.0	12.8	14.1	15.7	17.8	20.7	22.8	25.0	27.9	32.4
11.0	12.6	13.9	15.4	17.7	20.8	23.0	25.3	28.3	32.9
12.0	12.1	13.4	15.1	17.4	20.4	22.7	25.0	27.9	32.2
13.0	11.5	12.8	14.5	16.8	19.8	22.0	24.2	27.0	31.0
14.0	10.9	12.3	14.0	16.2	19.2	21.3	23.3	25.9	29.5
15.0	10.4	11.8	13.6	15.8	18.7	20.7	22.6	25.0	28.2
16.0	10.1	11.5	13.3	15.5	18.4	20.3	22.1	24.3	27.2
17.0	9.8	11.3	13.1	15.4	18.3	20.1	21.8	23.9	26.5
18.0	9.6	11.2	13.1	15.4	18.3	20.1	21.7	23.6	25.9
女孩									
5.0	13.8	15.0	16.4	18.0	20.1	21.5	22.8	24.3	26.3
6.0	14.4	15.7	17.2	19.1	21.5	23.0	24.5	26.2	28.4
7.0	14.9	16.3	18.1	20.2	22.8	24.5	26.1	28.0	30.5
8.0	15.3	16.9	18.9	21.2	24.1	26.0	27.7	29.7	32.4
9.0	15.7	17.5	19.6	22.1	25.2	27.2	29.0	31.2	33.9
10.0	16.0	17.9	20.1	22.8	26.0	28.2	30.1	32.2	35.0
11.0	16.1	18.1	20.4	23.3	26.6	28.8	30.7	32.8	35.6
12.0	16.1	18.2	20.7	23.5	27.0	29.1	31.0	33.1	35.8
13.0	16.1	18.3	20.8	23.8	27.2	29.4	31.2	33.3	35.9
14.0	16.0	18.3	20.9	24.0	27.5	29.6	31.5	33.6	36.1
15.0	15.7	18.2	21.0	24.1	27.7	29.9	31.7	33.8	36.3
16.0	15.5	18.1	21.0	24.3	27.9	30.1	32.0	34.1	36.5
17.0	15.1	17.9	21.0	24.4	28.2	30.4	32.3	34.4	36.8
18.0	14.7	17.7	21.0	24.6	28.5	30.8	32.7	34.8	37.2

（4）生活检视

在生活中，若观察到孩子有下列现象，很可能有超重甚至肥胖的风险，请密切注意或询问医疗人员。

□穿的衣服尺寸比同年龄的孩子大2岁以上的尺码。

□体格比同年龄的孩子大很多。

□每天坐在电视前或使用计算机超过3小时。

□摄取的饮食量和家里的成年人一样多，甚至更多。

□完全不吃或摄取很少的各种水果和蔬菜。

□每周吃两次以上外卖食物。

□运动时易喘，或喘不过气来。

□经常感觉饿或总在寻找食物。

▶跟着营养专家这么做

预防未成年的孩子肥胖，最重要的就是远离高热量、高油脂以及含糖的食物。饮食上除了避免油炸的食品、甜食、糕饼、含糖饮料之外，还必须注意乳制品。乳制饮品往往在孩子的饮食中占有相当的分量，尤其是油脂含量。虽然2岁以下的孩子必须饮用全脂奶（含乳脂肪3%左右），但2岁以上就可以改用减脂奶（含乳脂肪2%），或低脂奶（含乳脂肪1%），以降低总油脂的摄取量。

培养孩子的运动习惯也非常重要，它不仅可以降低肥胖的概率，且有益于身心的均衡发展。运动应该视为家庭生活中很重要的一环。

2~5岁，培养饮食习惯的关键期

要培养孩子健康的饮食习惯，父母必须从身教和营造环境做起，让孩子在潜移默化中建立正确的饮食观念。父母有责任、义务提供健康的饮食，同时要尊重孩子想吃些什么和吃多少的权利。研究证实，孩子在2～5岁是培养饮食习惯很重要的阶段。这段时期，父母对于孩子的饮食教育，建议注意以下要点：

（1）不要强迫孩子进食

在这个年龄层绝不要强迫孩子进食（例如一定要吃完饭碗内的食物），这会破坏孩子与生俱来的选择食物的自我调节能力。

（2）利用种种机会让孩子理解营养的重要

让孩子理解摄取营养是为了自身的需要，而不是为了满足父母的要求。必须避免以甜食作为奖励或惩罚，也不要威权式地禁止某些不健康的加工食品，耐心地教导辨识食品，以培养更长远的健康饮食习惯。

（3）不要过度指责

孩子有偏食或体重偏重的现象时，绝不要在孩子面前不断指责。身为父母，必须用正面的态度与方式去引导孩子。

（4）与孩子共餐

不要让孩子单独用餐。用餐时间是培养家庭关系、学习餐桌礼仪、建构沟通技巧的最佳时间。

---

①除了肥胖之外，具有糖尿病家族病史，出生前母体有妊娠糖尿病和出生体重超过4千克的新生婴儿，其日后发展成为二型糖尿病的风险也较高。

第二章

日常的营养迷思

蔬果需要连皮吃，才能摄取到完整的植物化学物质？

海鲜、鱼类富含蛋白质与不饱和脂肪酸，多吃有益？

饭后喝瓶乳酸菌饮料，可帮助消化？

煲汤，能将食材精华浓缩，富含营养成分，可以快速恢复元气？

多喝水有益健康，可以尽情喝？

美乃滋是蛋黄酱，可以让食物更营养？

椰子油比橄榄油健康？

现代食品工业发达，加工食品比过去安全？

Question-1

蔬果需要连皮吃，才能摄取到完整的植物化学物质？

答：许多蔬果皮含有的植物化学物质比果肉丰富，但果皮的纤维较硬，且有可能残留农药或其他有害成分，所以并不是所有的蔬果皮都适合生食。

★原来如此

果皮是果实非常重要的一部分，它直接暴露于阳光下，保护果肉免受外界伤害，因而获得最多的能量；果皮的纤维和颜色越多，含有的营养素越多。吃某些蔬果不去皮，同时摄取果肉与果皮，可以提高膳食纤维、维生素、矿物质和抗氧化剂的总摄取量。

下面介绍14种可以和果皮一起食用的蔬果。尤其是前面的8种，没有任何理由将皮去除；其后的6种虽然含有丰富的营养素，但难以咀嚼和吞咽，可依个人喜好、耐度及处理方式而异。

（1）苹果

苹果皮的膳食纤维含量是苹果总膳食纤维含量的一半。一个中等苹果同时含有9毫克的维生素C、100国际单位的维生素A和200毫克的钾。

维生素K有助于凝血功能，且有助于激活身体细胞生长和维持骨骼健康所需的蛋白质。苹果果皮中含有的维生素K比果肉多4倍，约达5%的每日饮食维生素K的建议摄取量。

苹果皮还含有一种称为“槲皮素”的抗氧化剂，它有益于肺功能，缓解呼吸问题，并保护肺免受刺激物的伤害。槲皮素也被认为可以消除脑组织损伤并保护记忆力。苹果皮含有的三萜类化合物，似乎可以抑制或杀死体内某些类型的癌细胞。此外，存在于苹果皮中的熊果酸（Ursolicacid），有助于保持肌肉健康，具有抗发炎特性，可预防高血清胆固醇，促进胶原蛋白生成，同时提供果胶和膳食纤维以缓解便秘。去除苹果皮大约会流失整个苹果三分之一的营养素。

（2）梨

梨的果皮含有的维生素C具抗氧化特性，果皮的可溶性纤维可以防止便秘和结肠癌等疾病，因此所有的梨都应该含皮吃。

（3）马铃薯

马铃薯所含高达90%的铁和一半的膳食纤维都存在于皮的部位，此外还有更多的其他营养素，包括钙、钾、镁、维生素B_6和维生素C。100克含皮的马铃薯比同等重量不含皮的马铃薯，多7倍的钙和17倍的铁。

（4）红薯

红薯的皮含有丰富的β-胡萝卜素，在消化过程中会转化为维生素A，对维持器官功能、细胞健康和调节免疫功能非常重要。

（5）葡萄

葡萄皮和籽含有丰富的类黄酮、花青素和白藜芦醇，能保护血液毛细血管和心脏血管的健康，并含有大量的抗氧化剂。

（6）黄瓜

黄瓜所含有的大部分抗氧化剂、不溶性膳食纤维、钾和维生素K皆存在于深绿色皮当中。

（7）茄子

茄子皮的紫色来自很强的抗氧化剂，具有抗衰老特性，并有助于防止癌细胞发展，特别是大脑和神经系统。茄子皮还含有丰富的绿原酸，这是一种具有抗氧化和抗发炎特性的植物化学物质，还能促进血液葡萄糖的调节。

（8）胡萝卜

胡萝卜和西红柿或红辣椒一样，果皮和果肉具有相似的营养特性。然而，较高浓度的植物营养素存在于胡萝卜的皮或紧接着皮下面的部分，所以胡萝卜只需彻底冲洗而不用去皮。

（9）西瓜

西瓜皮含有的瓜氨酸具有抗氧化特性，并可转化为精氨酸，这是一种对心脏、免疫功能和循环系统有益的必需氨基酸，大部分瓜氨酸都存在于西瓜皮下。西瓜皮可以像黄瓜那般加以腌制，或者炒熟并调味。

（10）奇异果

奇异果的皮比内部果肉含有更多的黄酮类化合物、抗氧化剂和维生素C，以及两倍的纤维。刮掉皮上的细绒毛，就比较容易连果皮一起食用。

（11）橘子

橘子皮所含的维生素C是果肉的两倍，它还含有高浓度的核黄素、维生素B_6、钙、镁和钾。果皮所含有的类黄酮具有抗癌和抗炎特性，能够预防癌症，特别是乳腺癌和皮肤癌，还可能降低罹患心血管疾病的风险。柑橘类水果均含丰富的维生素C，能增加铁的吸收，有利尿、帮助放松和消化等功效。

柑橘皮富含许多营养素，但果皮有苦味，且难消化，只能将其干燥，或使用机械将新鲜或干燥的果皮磨碎，撒在色拉或香醋调味汁上，也可以加在冰品和巧克力中增加风味。

（12）杧果

杧果皮含有类似白藜芦醇特性的成分，有助于燃烧脂肪并抑制脂肪细胞的生成。杧果果肉部分却没有相同的功效。杧果皮除了含有槲皮素外，还比果肉含有更多的类胡萝卜素、多酚、ω-3脂肪酸、ω-6脂肪酸和多不饱和脂肪酸。杧果皮可以生吃，或与果肉一起腌制。

（13）洋葱

洋葱外层皮与苹果皮、杧果皮一样含有槲皮素。虽然洋葱皮硬涩无法直接食用，但洗净后可以用来煲汤，增加风味和营养素。

（14）香蕉

香蕉皮含有的纤维比果肉多，钾含量也较为丰富。此外香蕉皮含有叶黄素，这是一种强抗氧化剂，能够维护眼睛的功能。香蕉含有丰富的色氨酸，被认为能通过增加人体中血清素（一种大脑中影响情绪的神经递质）的浓度，来缓解抑郁症；香蕉皮含有的色氨酸比内部果肉多。香蕉果皮味道苦涩、坚韧，大多数人很难接受吃香蕉皮。相较之下，过熟的香蕉皮呈棕色或黑色，变得较薄、甜，且更容易咀嚼。

▶跟着营养专家这么做

时下许多水果和蔬菜在种植的过程中，会使用大量杀虫剂以保护农作物，这些有毒物质会渗入果皮，甚至通过果皮毛孔渗透到果实中，难以通过清洗来去除，因此建议，被杀虫剂污染的果实还是必须去皮之后再食用，会比较安全。

若是想摄取果皮中的营养成分，建议选择干净没有被杀虫剂污染，以及经过生态及有机认证的产品，或自己种植的水果，在食用前用流动水彻底清洗，并用水果刀或特殊工具清理不易清洗的部分，例如蒂头的凹陷处。

· **历年来被杀虫剂污染最严重的7种水果**：草莓、油桃、苹果、葡萄、桃子、樱桃、梨。

· **历年来被杀虫剂污染最少，较为干净的7种水果**：牛油果、凤梨、木瓜、杧果、哈密瓜、绿皮哈密瓜、奇异果。

此外，洋葱是属于较无杀虫剂污染的蔬菜。

Question-2

海鲜、鱼类富含蛋白质与不饱和脂肪酸，多吃有益？

答：某些鱼和海鲜的重金属含量较高，大量摄取会对健康造成伤害，此外含硒量及饲养环境对健康也会造成影响，购买前需评估。

★原来如此

鱼含有丰富的蛋白质，以及健康的单不饱和脂肪酸——ω-3脂肪酸。长期以来，人们普遍认为，海鲜和鱼是非常营养的食物。但由于环境污染，许多鱼或海鲜产品不断被讨论重金属污染问题。

雨水可以将重金属如汞、铅，以及工业化学品中的多氯联苯（PCBs）、脂溶性污染物如杀虫剂DDT的分解物（DDE），从陆地或空气中冲洗进入溪流、河流、湖泊、水库和河口。

地球上所有的鱼都含有一定浓度的汞，鱼经由多种方式吸收含汞物质，其汞的浓度取决于鱼的物种、大小、年龄和地点等因素。汞会被细菌转化为甲基汞，这是一种剧毒的有机汞化合物。鱼类不仅从海洋食物中吸收甲基汞，也会从水中汲取。鱼和贝类将汞浓缩在体内，通常以甲基汞的形式存在。

海洋食物链顶端的大型掠食性鱼类，如马林鱼、金枪鱼、鲨鱼、旗鱼、鲭鱼和墨西哥湾瓦片鱼，比在海洋食物链底层的小鱼更有可能含有高浓度的汞。汞是高毒性的重金属，对自然生态和人类都有危害，且具生物累积性，会经由食用转移到人体中，长期累积会破坏中枢神经系统。汞还会使大脑中非常重要的硒蛋白酶失去活性。

在探讨鱼类被汞污染的同时，不能忽略另一个非常重要的营养素——硒。大脑会消耗吸进体内25%的氧气，且持续产生氧气副产品例如自由基，从而损害组成大脑的脂肪和蛋白质。而硒蛋白酶可以防止并帮助逆转脑的氧化损伤。硒还可与汞结合，并阻止汞在大脑中的干扰作用。当汞达到一定浓度，明显抑制硒蛋白酶活性时才会造成伤害。

成年人体内和大脑中储备了丰富的硒，可以保护大脑硒浓度不被耗尽。当这些储备量枯竭时，氧化损伤才会开始发生。发育中的婴幼儿比较容易受到伤害，是因为其体内没有储存足够的硒以抗衡汞。

汞并不是鱼类和海鲜中唯一的危险毒素，另外还有“多氯联苯”的问题。这是一种合成化学品，用作液压油以及电容器和变压器浸渍剂等。这种毒素于1979年在美国被禁用，但昔日的过度使用已对全球环境造成污染，特别是海洋生态中的鱼类。多氯联苯相当危险，会对神经系统造成严重破坏，并导致癌症、不孕症、记忆受损和其他功能性问题。多氯联苯在野生条纹鲈鱼、蓝鱼、美国鳗鱼和海鳟中含量较高，因为它们是生长在受污染河流和河口的常见水域底层鱼。

由于野生鲑鱼急速减少，美国市场上的鲑鱼有80%来自大型养鱼场。这些养殖的鱼实际上使用捕捞的野生鱼肉喂养。而这些捕抓的饲料鱼本身已含有高量的污染毒素，经由食用，毒素会累积在养殖鱼的肉中。养殖鲑鱼的脂肪量是野生鲑鱼的两倍，而这些污染物质又都是脂溶性的，因此鱼的脂肪中聚集了更多的污染毒素。为了让养殖鲑鱼的肉色看起来更接近野生鲑鱼，业者在饲养时会使用染料，这种染料会损害人的眼睛视网膜。

▶跟着营养专家这么做

鱼所含的硒和汞的比例，是决定可否安全食用的关键。

大多数的海洋鱼类含有的硒比汞多，但鲸鱼、鲨鱼、瓦片鱼、鲭鱼和旗鱼例外。

鲸鱼不仅位于海洋食物链顶端，寿命也长达45～60年，其两千多公斤的身体中同时累积有镉、多氯联苯和戴奥辛等环境毒素，是少数含汞量高于硒的海产品之一。

鲨鱼和鲸鱼一样，是含汞比硒多的少数海鲜之一。许多人深信鲨鱼食品如鲨鱼汤、保健饮料、补充剂及鲨鱼排是健康食品。但事实上，没有任何科学证据证实，吃鲨鱼或服用任何与其相关的补充剂有益健康。

比起海洋鱼类，淡水鱼具有相对较高的汞含量和较低的硒含量，所以芬兰成为第一个将硒添加到鱼饲料中的国家。

鱼和海鲜含丰富的ω-3脂肪酸，有益于儿童的神经和发育，且可以减少36%的成年人心脏病死亡率。研究证据显示，每周食用少于450克的鱼可能对孕妇和幼儿造成伤害。研究指出，怀孕期间长链ω-3脂肪酸摄取量不足和新生儿发育迟缓、延迟与深度知觉障碍相关。而长链ω-3脂肪酸含量最高的鱼，例如沙丁鱼、凤尾鱼、鲭鱼、野生鲑鱼等，都是有益健康的鱼种。

2004年，美国环保署和美国食品及药物监督管理局由于担心汞污染所导致的健康问题，发布了新指南，建议每周鱼的消费量需控制在450克以内。选择污染量低的鱼，尽量避免食物链上寿命长和体型大的鱼类，如马林鱼、金枪鱼、鲨鱼、旗鱼、鲭鱼和墨西哥湾瓦片鱼等，是较为安全的做法。

海洋食物链

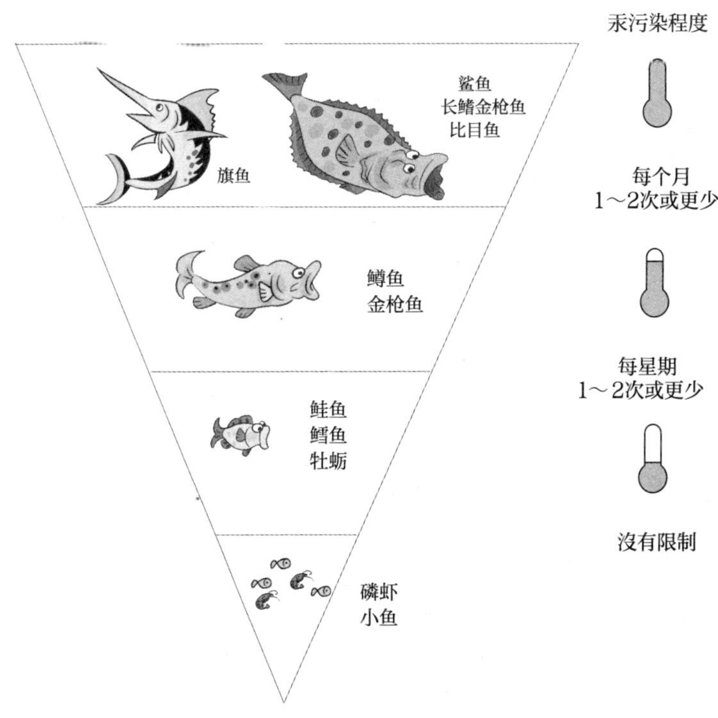

Question-3

饭后喝瓶乳酸菌饮料，可帮助消化？

答：乳酸菌饮料并不等同于酸奶，即便含有乳酸菌，但通常也含有过量的添加糖，多喝反而有害健康。

★原来如此

有益于人体肠道健康的乳酸菌最初由日本京都大学医学部的微生物学教授代田稔于1930年成功培养出，其后以其名字命名为“代田菌”（学名：*Lactobacillus casei strain* Shirota）。

嗜酸乳杆菌（*L. acidophilus*）是乳杆菌属中最重要，且常见的益生菌株，存在于人体肠道和口腔中，很容易寄居于小肠壁上，能够促进产生糖消化酶的益生菌的生长，有助于小肠消化和吸收来自乳类食品的营养成分。存在于酸奶等其他发酵食物中的为不同的菌株，可能有助于改善腹泻，也可能有助于改善不能消化牛奶乳糖的“乳糖不耐症”。

乳酸菌饮料不同于直接使用牛乳发酵得到的酸奶，乳酸菌饮料的乳含量较低，营养成分远低于酸奶，并且加入大量的糖。

这类乳酸菌饮料添加的菌种仅有乳酸杆菌，但维持肠道健康的菌生态需要4种以上的益生菌，而且乳酸活菌进入肠道后有很大的概率会被胃酸和胆盐杀死，无益于肠道益菌生态。事实上，乳酸菌饮料只是发酵过的高浓度糖水奶粉饮料。

乳酸菌饮料的钙含量仅是牛奶所含的二分之一到四分之一，蛋白质则以乳清蛋白为主。其所含的糖分很高，甚至高于可乐等含糖饮料。有不少人每天饮用乳酸菌饮料的量远远超过一瓶，甚至是四五瓶，糖的摄取量更是可观。

市售乳酸菌饮料的成分（依品牌不同，会略有差异）

	碳水化合物	蛋白质	钙
100毫升 乳酸菌饮料	14~15克 ※1	1.2克	60~29毫克 ※2

※1：100毫升的含糖饮料，例如可乐含有11.2克的高果糖玉米糖浆。

※2：100毫升的牛奶含有116~120毫克的钙。

▶跟着营养专家这么做

想借由喝乳酸菌饮料帮助消化或健胃整肠，并非长久明智之举，以下介绍正确的方法：

· **帮助消化**：根本之道应该是多摄取含蛋白质分解酵素的水果，例如凤梨、木瓜和奇异果。

· **整肠健胃**：必须增加来自各种蔬菜、水果、全谷类的膳食纤维摄取量。

乳酸菌饮料即使含有乳酸菌，通常也会添加过量的糖，糖分摄取过多对健康有害，会增加罹患代谢症候群、二型糖尿病、心血管疾病的风险。

若是想借由喝乳酸饮料摄取乳酸菌或增加钙的摄取量，建议选择无糖低脂或无脂的酸奶。

Question-4

煲汤，能将食材精华浓缩，富含营养成分，可以快速恢复元气？

答：不论用什么食材煲出来的汤汁，所含的营养成分都非常少。

★原来如此

人们普遍认为，煲炖的汤含有丰富的营养成分，所以很多家庭会购买昂贵的鸡精，费尽心思地煲乌骨鸡汤、牛尾汤、鱼汤、海参汤、燕窝汤、猪脚汤、大骨汤等，深信不疑这些食材的精华通过煲炖，会浓缩在汤里。

事实上，汤里的营养成分非常少。以鱼汤和肉汤为例，其汤仅含有非蛋白氮、嘌呤、肌酐酸、少量游离氨基酸和少量钾。骨头汤中的六七种主要营养化合物为糖胺聚糖（GAG）、葡萄糖胺、玻尿酸、硫酸软骨素、矿物质和电解质、胶原蛋白。也就是说，大部分的汤并无法提供良好及足量的营养素。比起营养素，这些汤含有更多的水分，喝多了反而还会影响其他食物的摄取量，导致营养不良。

▶跟着营养专家这么做

鸡汤、大骨汤等汤品，不论煲炖时间长短，要充分摄取食材的营养，不能只喝汤，尤其将油脂完全撇除后，某些脂溶性营养素和蛋白质不会溶解在水中，必须食用所有材料才行。

清淡的汤最好是进餐到最后才食用，以免过多的水分影响其他食物的摄取量。若是浓稠的汤如西式浓汤，可以促进食欲，则可在用餐开始前食用。

Question-5

多喝水有益健康，可以尽情喝?

答：过量饮水会导致低钠血症，又称水中毒，严重时甚至会造成脑功能受损。

★原来如此

身体所有细胞和器官都需要适量的水来维持生理运作。若在短时间内饮水过量，会增加血液中的含水量，进而稀释血液中的钠离子浓度。当钠浓度低于135毫摩尔/升时，称之为低钠血症（水中毒）。

钠和细胞内外液体平衡有关。当血液中的钠浓度因过多的水而下降，同时引起血液渗透压下降导致水渗入大脑。脑内积存过多液体会导致脑水肿，脑细胞肿胀，头颅内的压力增加，这会影响脑干，引起中枢神经系统功能障碍，甚至危及生命。低钠血症的其他症状还包括：血压上升、神志混乱、双重影像、嗜睡、呼吸困难、肌肉无力和抽筋、感官丧失识别能力等。

导致低钠血症的关键因素不是饮水过量，而是短时间内饮水过量。在越短的时间内饮用大量的水，越容易导致低钠血症；若在较长的时间内分次饮用同样的水量，风险会降低。

临床上已有饮水过量而致死的案例，大多发生在士兵、耐力运动员和精神分裂症患者。曾有三名士兵因低血钠和脑水肿而死亡，这些都是在数小时内饮用10～20升的水所致。低钠血症的症状也可能会被误判为脱水，因为两者症状类似。

运动时在短时间内大量饮水也容易造成低钠血症，尤其是耐力运动，常为避免脱水而过度饮水，所以低钠血症经常发生在重大运动赛事期间。在2006年波士顿马拉松比赛中，13%的参赛者出现低钠血症症状，0.06%显示严重低钠血症。此外，精神病患者，尤其是精神分裂症者，亦可能出现过量饮水；不当节食者，在减少食物摄取量的同时，也常伴随饮水过量。

▶跟着营养专家这么做

肾脏每天可过滤20～28升的水，并将其排出体外，但每小时不能排超过1000毫升。为了避免低钠血症，平均每小时的饮水量应在800～1000毫升，约4杯水（每杯250毫升）。每天需要喝多少水，因人而异，没有一定标准，须考量体重、运动量和所处环境的温度和湿度等因素。

通常感到口渴已经是轻度脱水，就需要喝水；若不觉口渴或者尿液呈现无色或淡黄色时，则表示体内水分充足。要聆听自己的身体警讯，以维持体内适度的水浓度。

天气炎热潮湿或者运动期间大量流汗，需要适时补充流失的水分，以防止脱水。最好在运动前、运动期间和运动后，每隔20分钟喝300毫升左右，一小时内补足1000毫升的水，而不是一次性地大量补充。如果运动强度大且持续一个小时以上，除饮水之外，必须吃少量点心补充流失的电解质（钠和钾），例如全麦苏打饼干、香蕉和橘子。

运动员、老年人、膀胱感染和尿路结石，或是怀孕或哺乳的妇女，不能单靠口渴的感觉来决定饮水量，需要额外补充水分。

每日建议饮水量

性别	每日建议饮水量	换算杯数（每杯 250 毫升）
男	3.7 升	15~16 杯水
女	2.7 升	11~12 杯水
孕妇 ※	2.5 升	10 杯水
哺乳的妇女	3.2 升	13 杯水

※：孕妇的建议饮水量，强调的是纯水，不包括果汁、牛奶所含的水。怀孕期间在用餐时饮水过多会影响食欲，间接影响热量及营养素的摄取。

Question-6

美乃滋是蛋黄酱，可以让食物更营养？

答：美乃滋是蛋黄、油和反式脂肪的混合物，应该控制摄取量。

★原来如此

早在250年前，美乃滋就广受大众喜爱。当时一位法国厨师在准备某种蘸料时，因轻奶油用完了，便将橄榄油加入蛋黄中制作，这就是美乃滋的原形。1905年，理查·赫尔曼（Richard Hellmann）由德国移民到美国，并在纽约开设三明治简餐店，将这种在欧洲流行的酱料带入了美国饮食圈中。赫尔曼夫人自制的美乃滋以用在色拉上为特色，并当作调味品出售。

至今，许多人对美乃滋仍情有独钟。但凡含有高量饱和脂肪酸和反式脂肪的食品，因对血清胆固醇、高血压和心脏病患者有害，都会被标注警示语。那么，美乃滋虽然可以增添美味，但该不该被舍弃？

油的种类影响美乃滋的好坏

美乃滋又称为蛋黄酱，是油和蛋黄的乳化液，内含高达80%的植物油，因此含有相当高的热量和油脂，同时也是维生素E和K的食物性来源，此外钠含量是75毫克，是每日饮食钠建议量的3%。如果给三明治涂上一大汤匙美乃滋，无形中就增加了近90卡热量，这大约相当于每日建议热量（2000卡）的4.5%。但大部分人不只加入一汤匙，因此常吃美乃滋可能会导致体重快速增加。

美乃滋的好坏，关键在于所用油的种类，饱和脂肪和反式脂肪含量因此有所差异。市面上常见的美乃滋，为了延长保质期，一般都采用反式脂肪。在健康意识抬头的形势下，市场上也出现用菜籽油和橄榄油制作的美乃滋，这两种油中有益心脏健康的单不饱和脂肪酸含量较高，但与一般美乃滋的热量相同。此外，橄榄油美乃滋大都是将橄榄油和其他植物油混合，使其涩味不会太强烈。原料中采用何种油脂，是购买时非常重要的参考指标之一。

如果担心热量高，不想使用一般的美乃滋，市场上有贩售减脂与低脂的产品。但减脂和低脂美乃滋，水是主要成分，其次是油、蛋黄和变性淀粉，且使用黄原胶和玉米淀粉替代油脂，并添加防腐剂（柠檬酸）或糖（高果糖玉米糖浆）以增加风味，虽然所含的热量较少，但可能吃下更多不益于健康的添加剂。

美乃滋所含有的热量比

	热量（14克/1汤匙）	总脂肪量	饱和脂肪酸
美乃滋	90卡	10克	1.5克
菜籽油美乃滋	45卡	4克	不含饱和脂肪酸
橄榄油美乃滋	54卡	6克	0.8克

续表

	热量（14 克 /1 汤匙）	总脂肪量	饱和脂肪酸
减脂橄榄油美乃滋	45 卡	4 克	不含饱和脂肪酸
低脂美乃滋 ※1	49 卡	5 克	0.8 克
减脂美乃滋 ※2	40 卡	4 克	0.5 克

※1：标记为“低脂”的食物，所含油脂量比普通配方少三分之一。

※2：标记为“减脂”的食物，含有油脂量比普通配方少 25% 或更少。

生蛋有感染沙门氏菌的风险

据美国鸡蛋委员会统计，每年大约有80亿个鸡蛋用来制作商业美乃滋。法律要求，鸡蛋必须先进行巴氏消毒以降低沙门氏菌的风险。沙门氏菌是种感染性细菌，会导致腹泻、发烧和腹部绞痛。尽管两万颗鸡蛋中只有一颗会出现沙门氏菌感染，但食品安全必须万无一失。大多数美乃滋制造商使用冷冻巴氏灭菌的鸡蛋来生产，在过去的几十年中，并没有巴氏杀菌蛋制品爆发沙门氏菌病的纪录。

素食者所食用的无蛋美乃滋，通常用豆浆或淀粉等成分代替蛋黄。某些素食主义者开发的产品，例如由Spectrum Organics公司出产的菜籽油美乃滋，会减少蛋黄量。另一种是由Nasoya公司生产的美乃滋，则以黄豆取代蛋，适合纯素食或对鸡蛋过敏的人食用。

▶跟着营养专家这么做

大多数品牌美乃滋虽不含饱和脂肪酸，但含有大量的反式脂肪。而多不饱和脂肪酸和单不饱和脂肪酸的含量依品牌和油脂原料而异。

市售或自制的美乃滋，都含有来自黄豆油或玉米油的ω-6脂肪酸，食用过量会增加罹患心脏疾病、某些癌症、二型糖尿病的风险。健康的饮食中ω-6脂肪酸和ω-3脂肪酸的比例最好是1：1～1：4，但因为饮食西化，我们在日常饮食中容易摄取过多的ω-6脂肪酸，导致比例失调。最好有意识地增加ω-3脂肪酸，减少ω-6脂肪酸的摄取量，可避免因过量摄入ω-6脂肪酸而导致生病。

对患有高血压的人来说，美乃滋绝不是适宜的食品，它含有大量的钠和饱和脂肪酸。

妇女怀孕期间必须禁止食用未煮熟的动物性食物，这是因为可能会导致一些感染，如沙门氏菌感染。美乃滋是通过急速搅拌生蛋黄和油所制成的蛋黄酱，所以在9～10个月的孕期中最好不要食用。虽然美国食品药物监督管理局（FDA）认为，市场上的美乃滋在怀孕期间仍可安全食用，但沙门氏菌不是唯一必须关心的问题，更重要的是高脂肪和高热量的食品不适合在这段时期食用。根据一项研究，摄入大量美乃滋等高脂肪的怀孕妇女，生下的幼儿罹患哮喘的风险较高。

选择美乃滋，应该控制脂肪的总摄取量并注意油脂的种类，也就是减少饱和脂肪酸和避免反式脂肪，增加单不饱和脂肪酸及多不饱和脂肪酸。在此大前提下，“菜籽油美乃滋”是较好的选择。

Question-7

椰子油比橄榄油健康?

答：椰子油含有82%的饱和脂肪酸。健康食用油的选择，应以含有丰富的“单不饱和脂肪酸”或“多不饱和脂肪酸”为准。

★原来如此

2017年底，美国心脏协会（AHA）发布一份报告，建议大众不要食用椰子油。美国饮食脂肪和心血管疾病咨询委员会审查了与饱和脂肪相关的现有数据，在7个对照试验中，都显示椰子油含有会增加罹患心血管疾病风险的因子——低密度脂蛋白胆固醇（LDL-C）。

研究结果显示，椰子油和其他饱和脂肪酸含量高的油，例如奶油、黄油和棕榈油之间没有差异。事实上，椰子油虽是植物性油脂，却含有82%的饱和脂肪酸，远远超过动物性的奶油（63%）、黄油（50%）和猪油（39%）。美国心脏协会建议从饱和脂肪酸摄取的热量，不得超过总热量的6%，尤其是需要降低血清总胆固醇的人。许多营养专家无法理解为什么民众会认为椰子油有益于健康。

椰子油之所以被广泛用在减肥饮食中，或许是基于哥伦比亚大学副教授圣翁吉姬（Marie-Pierre St-Onge）对中链甘油三酯的研究结果。中链甘油三酯可能比长链甘油三酯更能提高代谢率，不过这个实验采用的是百分之百的中链甘油三酯。椰子油具有较高比例的中链甘油三酯，但也仅含有13%～15%。同时有其他研究报告指出，只有小剂量的中链甘油三酯，对肥胖青少年减重没有任何帮助。但圣翁吉姬的研究结果仍被断章取义，误导民众。

▶跟着营养专家这么做

使用椰子油来取代其他烹调用的植物油，绝不是一个明智的选择。可以将椰子油外用，像皮肤保湿或护发等，但不建议食用。选购健康的食用油时，必须选择含有丰富“单不饱和脂肪酸”或“多不饱和脂肪酸”的食用油，这两者都是可以降低血清胆固醇的健康油脂。同时要避免部分氢化油，也就是反式脂肪，这会使血清中坏胆固醇浓度上升。

建议使用的健康油

（1）橄榄油

含丰富的“单不饱和脂肪酸”，是健康油的首选。《新英格兰医学杂志》（*the New England Journal of Medicine*）曾发表一项研究，实验对象年龄介于55～80岁之间，共有7547人参与。实验结果显示，摄取橄榄油（或坚果）会大大降低罹患心血管疾病的风险，且可以减少乳腺癌的患病率。橄榄油的种类中，以特级初榨橄榄油营养成分较好，且瓶中橄榄果的碎末沉淀物也可以转化为维生素E。

（2）牛油果油

牛油果油含有71%的单不饱和脂肪酸，特性与橄榄油相似，而且具有较高的发烟点[①]。这意味着在高温下烹调（如油炸），使用牛油果油较为安全。发烟点低的油在加热过程中比较容易产生有毒化合物。红花油和葵花子油也含有丰富的单不饱和脂肪酸，且发烟点高（200摄氏度以上）。

（3）花生油和菜籽油

美国心脏协会的饮食脂肪和心血管疾病咨询顾问，表示花生油和菜籽油都含有大量的“多不饱和脂肪酸”。菜籽油适合于烘焙。花生油的发烟点较高，可以用于油炸食物。

---

①发烟点：即烟点，也被称为油或脂肪的燃点，指油或脂肪在特定的和限定的条件下，开始产生烟雾的温度。发烟点有很大的差异，取决于油的使用量、容器的大小、游离脂肪酸的含量以及油的质量和酸度等因素。含游离脂肪酸越多，就会越快分解，使得发烟点越低。质量越好，游离脂肪酸越少，发烟点就越高。然而，游离脂肪酸通常只占总油量的1%以下，因此发烟点并不是一个很好的衡量脂肪或油的耐热力的指标。

Question-8

现代食品工业发达，加工食品比过去安全？

答：现代加工食品经常使用会对健康造成不良影响的添加剂。

★原来如此

现代加工食品经常使用会对健康造成不良影响的添加剂。以下是公认的最不良的9种食品添加成分（下列顺序并不是按照伤害程度排列）：

（1）反式脂肪

反式脂肪是油经由氢化反应的化学过程所制成。氢化反应使液体油变成固化脂，常用来延长油品和加工食品的保质期和稳定风味。

虽然饱和脂肪被认为是种不健康的油脂，但反式脂肪更不好。反式脂肪会破坏人体调节血清胆固醇的能力，促使血清坏胆固醇上升，显著增加罹患冠状动脉心脏病和脑卒中的风险。根据最近对大约8万名女性的研究，女性饮食中每增加5%的饱和脂肪，会增加17%的心脏病风险。而饮食中增加摄取2%的反式脂肪，会使患心脏病的风险增加93%。

在有损健康的饮食中，反式脂肪排名首位。据估计，反式脂肪在美国每年造成大约3万人死亡，全世界因此过早死亡的人数在数百万。2015年，美国宣布在3年内，加工食品要完全禁用反式脂肪。台湾地区从2018年7月1日起也全面禁用反式脂肪［大陆地区关于反式脂肪的管理办法，可登录中华人民共和国国家卫生健康委员会网站（http://www.nhfpc.gov.cn/），搜索“反式脂肪酸管理及相关知识”查询——编者注］。

反式脂肪普遍存在于植物起酥油、乳玛琳、饼干、糕饼和酥脆零食中。为了更适合高温油炸，植物油经过氢化产生反式脂肪，因此快餐中的炸薯条含有高量反式脂肪。

（2）阿斯巴甜

阿斯巴甜是使用最为广泛的人工合成甜味剂之一，它被广泛添加在食物中使其具有甜味，但不含热量。阿斯巴甜是一种兴奋毒素，被认为是致癌物，会产生神经毒性效应，如头痛、头晕、视力模糊和胃肠功能紊乱。阿斯巴甜分解物中有10%是甲醇，它会被人体分解为有毒副产物甲酸和甲醛。甲醛被认为是一种神经毒素和致癌物质。也因此，阿斯巴甜被美国食品药品监督管理局提诉不良反应的报告，多于所有其他食品和食品添加剂的总和。

有超过6000种产品含阿斯巴甜，包括：减肥产品、无糖苏打水和饮料、无糖口香糖、无糖奶酪、薄荷糖、速溶早餐、冷冻甜点、果汁饮料和果胶。应避免的人工合成甜味剂产品有Splenda（三氯蔗糖）、Saccharine（糖精）。

（3）高果糖玉米糖浆（HFCS）

高果糖玉米糖浆是一种高度精制的甜味剂。玉米淀粉从玉米粒中分离出来，再经过酸水解的过程转化为玉米糖浆。几乎所有的高果糖玉米糖浆都是由转基因玉米制成。它是美国饮食中热量的一大来源，已被证明会使肥胖和罹患糖尿病的概率增加。

高果糖玉米糖浆也是增加罹患心血管疾病、关节炎和胰岛素阻抗[①]风险，以及促使甘油三酯和坏胆固醇升高的主要原因之一。高果糖玉米糖浆被广泛使用于多个知名食品品牌。高果糖玉米糖浆生产过程中，会使用受汞污染的烧碱。汞是一种重金属，也是一种脑毒素。《环境卫生杂志》（*the Environmental Health Journal*）在2009年报道，一项由美国农业和贸易政策研究所进行的研究发现，20种商业用的高果糖玉米糖浆样品中，有9种含汞。

高果糖玉米糖浆的其他名称：玉米糖浆、葡萄糖/果糖糖浆、高果糖玉米糖浆菊粉、异葡萄糖 / 果糖。

高果糖玉米糖浆存在于苏打水、汽水、色拉酱、面包、早餐谷物、奶酪、汤、午餐肉、比萨酱和调味品中。据统计，美国人平均每天消费20茶匙的糖，其中12茶匙来自高果糖玉米糖浆。一瓶300毫升的易拉罐可乐，含有9.5茶匙的高果糖玉米糖浆。

（4）*龙舌兰糖浆*

这种高度加工的甜味剂来自龙舌兰（仙人掌）植物。许多消费者认为龙舌兰糖浆是一种健康的甜味剂，实则不然。所有龙舌兰糖浆中都含有高量的果糖（55%～97%）。果糖是种单糖，在肝脏中被转换成葡萄糖才能被人体利用和贮存，当过量时会转变为体脂肪，积存在腰部。果糖已被证实会增加胰岛素阻抗，这是二型糖尿病的前兆。

研究显示，若每天摄取多于25克的果糖，会使血液中尿酸浓度上升，这会导致全身慢性发炎，同时也是引发脂肪肝疾病的原因之一。摄取过多的果糖也会导致体重增加、血糖和甘油三酯升高以及高血压。

龙舌兰糖浆的其他名称：龙舌兰花蜜、龙舌兰蜜。

龙舌兰糖浆存在于冰激凌、能量棒、早餐谷物、番茄酱和其他酱汁中。它也可作为单独使用的甜味剂。

（5）食用色素

加工食品的颜色如果不是天然的，那么就有可能是添加了人工色素。这些色素就像衣服的染料一样。

食用色素最初是由煤焦油合成的，现来自于石油，是当今加工食品中使用最广泛的添加剂之一。许多染料由于对实验动物有不良影响而被禁用。研究证实，目前在美国批准使用的8种食物色素②会引起以下的健康问题。

根据美国公共利益科学中心（CSPI）对食品染料的研究，90%的食用色素来自3种使用最广泛的染料——红色四十、黄色五和黄色六，它们均已被证实是致癌物。另一种色素——红色三号多年来一直被美国食品药品监督管理局认定为致癌物质，但它仍存在食品供应链中。CPSI进一步报道，这8种食用色素与癌症和多动症等健康问题有关，会引发类似过敏反应。

英国医学杂志《柳叶刀》（*the Lancet*）于2007年发表了英国一项大规模政府研究的报告，称各种常见食用色素会使儿童过度好动并减少注意力。这些添加剂对多动症患儿（ADHD）以及没有行为问题的儿童有不良影响。欧盟已经制定标签法规来警告消费者，这些添加剂对健康有潜在的不良风险，但美国却没有跟进。

食用色素存在于饮料、糖果、烘焙食品、早餐谷片、能量棒、布丁、果酱、面包、通心粉、奶酪、三明治肉片、糖霜、调味品、快餐、冰激凌、冰沙之中，也会添加在肉类和鱼肉里使其看起来更新鲜。

（6）丁基羟基茴香醚（BHA）和二丁基羟基甲苯（BHT）

丁基羟基茴香醚和二丁基羟基甲苯是许多加工食品中使用的防腐剂，以防止食物氧化并延长保鲜期。

丁基羟基茴香醚和二丁基羟基甲苯是氧化剂，已被证明会在体内产生致癌反应。世界卫生组织（WHO）的国际癌症研究机构认为，丁基羟基茴香醚对人类可能致癌，美国加州已将其列为已知的致癌物质之一。

丁基羟基茴香醚和二丁基羟基甲苯存在于包装材料、早餐谷物、香肠、热狗、肉馅饼、口香糖、洋芋片、啤酒、奶油、植物油、化妆品和动物饲料中。

（7）亚硝酸钠和硝酸钠

这两种化学物被用来保存肉类。当添加到肉类中，硝酸盐很容易转化为亚硝胺，这可能会增加罹患某些类型癌症的风险，这种化学反应在高温下最容易发生。2007年世界癌症研究基金会的一项分析显示，每天吃50克左右的加工肉类，会使罹患癌症的风险增加20%。

这两种化学物的其他名称：苏打硝，智利硝石。

亚硝酸钠和硝酸钠存在于香肠、腌肉、熏肉、火腿、意大利式腊肠、咸牛肉、热狗、碎肉饼、烟熏猪脚、罐头肉（维也纳香肠、火腿）、烟熏鲑鱼、鱼干、肉干之中。

（8）溴酸钾

溴化物的一种，是用来增加某些面包、面包卷和面粉体积的添加剂，在动物实验中已证明会导致癌症，欧盟、加拿大等已禁止使用。自1991年以来，美国食品药品监督管理局要求面包烘焙师自愿停止使用，若有使用，则在食品标签上需加上罹患癌症的警告语。美国加州已经很少使用。溴化物被认为是种内分泌干扰物。

溴酸钾的其他名称：溴酸、钾盐、溴化面粉、强化面粉。

溴酸钾存在于美国许多大量生产的烘焙食品，包括Wonder面包、Sunbeam、Home Pride（不包括Pepperidge Farm、Arnold、Entenmann's和Orowheat品牌）。除在面粉中很常见之外，它在一些牙膏和漱口水中也用作防腐剂。

（9）重组牛生长激素（rBGH）

由孟山都公司生产。rBGH是通过基因工程由乳牛生产的天然生长激素，用于提高乳牛的产奶量。来自rBGH的牛奶含有高浓度的类似胰岛素的生长因子（IGF-1），过量的IGF-1被认为是罹患乳腺癌、结肠癌和前列腺癌的主要原因。

而且来自rBGH的牛奶不需要加以标示。研究证实给予乳牛rBGH会增加其乳腺炎的发病率。当牛有乳腺炎时，血液中会分泌脓液并进入牛奶中，同时会导致抗生素阻抗性，这与MRSA等强毒葡萄球菌感染有关。食物中含有rBGH也会导致青春期提早。

重组牛生长激素存在于所有没有特别标注“不含有rBGH或rBST”的乳制

品中。

▶跟着营养专家这么做

以上所列是目前随处可见的食品添加剂。食品公司使用大量不健康和不可靠的成分来延长食物的保质期，并添加艳丽的颜色，增加消费者购买的欲望。每个人都有义务避开这些有毒的添加成分，以保护自身及家人的健康。当有更多的人对这些添加剂说“不”时，这些食品公司自然会停止生产这些危害健康的食品。

---

①当细胞对胰岛素出现阻抗性时，不能有效地利用胰岛素，导致高血糖。胰腺中的β细胞随后增加胰岛素产量，进一步促成血液胰岛素浓度上升 。

②8种食用色素包括：蓝色一、蓝色二、柑橘红二、绿色三、红色三、红色四十、黄色五和黄色六。

第三章

餐桌上的自疗饮食

想吃东西就是肚子饿了？

食物真的具有以形补形的功效吗？

红糖可以补血，改善贫血？

柠檬、橘子等酸性食物会加速骨质流失？

蛀牙仅是因为吃太多糖？

手术后吃酱油、喝咖啡，会使伤疤变黑？

Question-1

想吃东西就是肚子饿了？

答：需要吃和想要吃是两种不同的状态，进食的态度关系着摄取食物的种类和量，直接影响个人的健康。正念饮食是自我学习的正确态度。

★原来如此

在物质缺乏的环境下，填饱肚子是最基本的生存需求。但是现今的食品和社会环境，让大部分的人不知所吃，盲目地跟着食品广告和大环境，丧失了选择食物的能力，久而久之在无形中扼杀了自身的健康。

在计算机前工作数小时之后，是否想喝杯咖啡加上一块巧克力蛋糕或是甜甜圈？最初的几口或许让人感觉很好，但随之而来的却是担心发胖以及吃垃圾食物的罪恶感。在心理上对食物的渴望和罪恶感形成一种不健康的恶性循环。然而，人生最美、最享受的，是能够在品尝食物美味的同时，也能摄取身体所需的营养素。

所谓的美食应该是天然食物，不是添加各种调味料、高度烹调、加工的食品。肥胖是现代人健康最大的问题，有些人认为问题出在所吃的食物，所以食品工业利用化学技术减少食品中的热量、脂肪和糖，甚至研发不含热量的人工合成甜味剂和人造脂肪。其后又有人认为问题出在体内的脂肪细胞，所以又想出吸脂技术。甚至又认为消化系统是问题所在，而推出缩小胃或小肠绕道、截短手术等来减少营养素的吸收。

事实上，问题根源不在食物、脂肪细胞或胃肠消化道，而在于人的脑部意识，许多人很少甚至完全忽视自己的身体、细胞和心脏传来的信息。因此，正念饮食（Mind Full Eating）是近年来专业人士最极力鼓吹的饮食新观念。

正念饮食推崇的不仅仅是细嚼慢咽，还培养我们觉察自己所选择的食物，是如何影响个人身体、情绪、意识以及身边所有事物的。正念饮食不仅仅是把注意力放在吃什么上，从对食物的选择开始，到准备食物的过程，再到进食的环境，都是正念饮食关注的范畴。信任和尊重自身内在的智慧，学会积极正面地自我倾听身体的饥饿和满足感，有助于意识到身体、心灵和精神是否真的是饥饿，以及该如何滋养自己的身体。

▶跟着营养专家这么做

事实上，每个人都曾经有正念饮食的感觉——品尝第一口的好茶，感受咖啡浓郁等。我们应将这种专心品尝的经验和正念意识运用在三餐饮食上。

在准备食物前思考并写下，为什么会选择这些食物作为一餐，以及2～3项这些食物对身体的益处。在家庭共餐时，不妨要求每个成员在头5分钟内默默吃饭，不要交谈，并感恩准备盘中食物的人。进餐时必须专注，找回童年时与生俱来的进食行为和能力。不要看书、报纸杂志、电视、计算机和手机，尤其不要使用手机。

同时专心感受饮食如何影响情绪，以及焦虑情绪如何影响饮食。不经心进食的旧习惯并不容易改变，所以不要试图或是期待在短时间内会有重大进展，持久的变化需要时间和耐心。

定期的禅修有助于培养正念饮食，细嚼慢咽绝对是正念饮食的一部分，但正念饮食是超越了慢食行为的另一种境界。正念饮食最常被误解为少吃、无法随性地吃。健康的进食态度关系着摄取食物的种类和量，长期下来会直接影响个人的身心健康。借由正念饮食，可以修正不正确的饮食行为，例如厌食或贪食症，所以正念饮食绝不是减肥饮食。

正念饮食

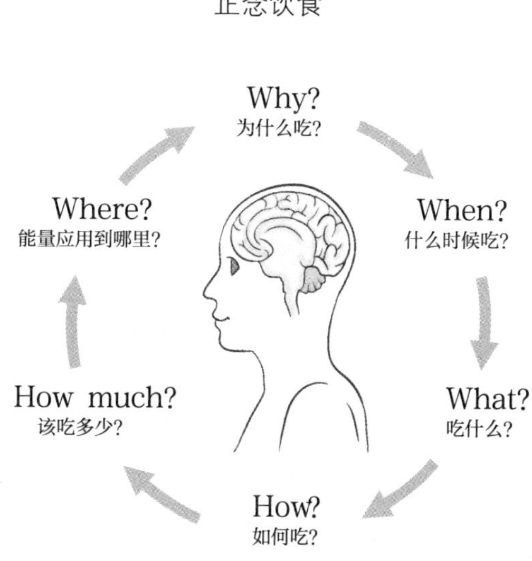

正念饮食的原则

① 进食中的每一刻，都将专注力放在食物上。用所有的感官感受食物，包括食物的颜色、气味、质地、口味、温度，甚至进食的声音。

② 不要先入为主，要认同身体对食物的反应，例如喜欢、不喜欢，或没感觉。

③ 依据生理上的饥饿感和饱腹感，决定什么时候开始或停止进食。

④ 接受“每个人的饮食经验是独一无二的”，不要批评他人。

⑤ 借由观察身体的反应，了解如何选择对健康有益或带来幸福感的食物。

⑥ 意识到地球、生物和文化习俗的相互关系，及选择食物对整个生态系统的影响。

Question-2

食物真的具有以形补形的功效吗？

答：某些食物形体上类似某器官，因此被认为有益于该器官的功效。其实，大部分形体类似纯属巧合。

★原来如此

坊间有所谓“以形补形”的说法，食物只要长得像某个器官，就对那个器官有益。这样的说法大部分纯属巧合，甚至有可能是以讹传讹，但仍不失为一种有趣的说法。以下介绍几种符合“以形补形”的食物。当然，这是因为这些食物本身就是健康食物，跟吃什么补什么无关。

（1）胡萝卜补眼

胡萝卜的横切面貌似眼球瞳孔。胡萝卜因为含有被称为β-胡萝卜素的植物化学物质，所以呈现橘橙色。此营养素可以增强眼睛的血液流动，降低白内障发生的风险，且可以防止因年龄增长而产生的黄斑变性（高达四分之一的65岁以上年长者，有此健康问题）。服用β-胡萝卜素补充剂的效果，并不同于食用来自天然的新鲜胡萝卜，后者为佳。

（2）西红柿补心

西红柿不仅颜色是红色，在结构上也类似心脏有四个心室。西红柿含有的番茄红素（lycopene）是人体血液含有的类胡萝卜素之一，有净化心脏和血液的功效。番茄红素可防止脂质、蛋白质和DNA的氧化损伤，比其他主要类胡萝卜素具有更强的抗氧化性。

（3）葡萄补肺

葡萄状似肺泡。肺部由左右主支气管和不断变小的细支气管分支组成，细支气管末端的基本组织称为肺泡，这种结构使得氧气由肺泡传递到全身血流。摄取新鲜葡萄可降低肺癌和肺气肿的风险。再者，葡萄籽中还含有一种称为原花青素的化学物质，可以降低由过敏引发的哮喘之严重程度。

（4）核桃补脑

核桃看起来像脑袋的左右半球，核桃仁上的皱纹或褶皱也与脑的皮质类似。但核桃被称为健脑食物并不是因为它长得像脑，而是因为核桃含有非常丰富的ω-3脂肪酸，有助于脑的正常功能。核桃含有的营养成分与36种以上的大脑神经递质有关，可促进脑细胞之间的信息传递，有助于预防失智症。

（5）大红豆补肾

大红豆形状像肾脏，它富含蛋白质、各种矿物质和维生素，所以对整体健康及维护肾脏功能有帮助。一般情况下，豆类是均衡饮食的一部分，有助于肾脏健康，但若是肾脏功能不良，就需要由专业医疗人员或营养师来调整各种豆类的摄取量。

（6）芹菜补骨

芹菜的茎挺直，看起来就像骨头结构。芹菜含有硼，可以减少尿液中钙和镁的排泄量，有助于维持骨细胞的健康；还含有维生素A、钾及膳食纤维。

（7）香蕉提神

香蕉弯曲的弧度，就像脸上的笑容。香蕉含有一种称为色氨酸的氨基酸，消化后，会转化为一种称为血清素的神经递质，是参与调节大脑情绪的化学物质。香蕉又被称为抗抑郁食物，因为可以调节大脑中5-羟色胺的浓度。

（8）姜补胃

姜看起来像胃，有助于消化。印度人和中国人使用姜来温和胃肠已有五千多年的历史。姜还可以治疗恶心和眩晕症，以及减缓肠肿瘤的生长速度。

（9）人参补气

人参根看起来像人体，似乎对全身的生理有一种整体调和的作用。

（10）红葡萄酒补血

红葡萄酒看起来像血，富含抗氧化剂和多酚，包括强效白藜芦醇，可保护血液免于破坏性物质的伤害，例如会导致心脏病的坏血清胆固醇（LDL）。再者，红葡萄酒中还有一种稀释化合物，可以减少与脑卒中和心脏病有关的血栓。

▶跟着营养专家这么做

上述前8种食物都属于天然健康食物，对整体健康都有益。比如说，看起来像大脑的核桃，不但可以促进脑功能，其所富含的ω-3脂肪酸对人体其他部位也大有益处。即便如此，以形补形只能视为趣谈，不能视为一种有根据的医学理论。

此外，任何一个器官健康与否，并不能仅靠单一营养素和食物，必须经由均衡饮食，摄取各种及适量的营养素，才能有助于保持身体全面性健康。

Question-3

红糖可以补血，改善贫血？

答：红糖含有极少量的钙、钾、铁和镁等矿物质，所含的量绝不足以补血，反而会增加来自糖的空热量，摄取过多会增加体脂肪堆积。

★原来如此

贫血是血液中含有的血红素不足，其原因不外乎体内没有足够的红细胞，或血液流失速度超过制造替换的速度，以及红细胞遭到破坏等。血液中有3种血细胞，即红细胞、白细胞（抵抗感染）和血小板（血液凝结）。红细胞含血红蛋白（又称血红素），是一种富含铁的蛋白质，能携带肺部的氧气，运送到全身的组织细胞。

若体内没有足够健康的红细胞提供足够的氧气给身体组织，就会发生贫血而感到疲倦和虚弱。症状包括：肤色苍白或发黄、心跳加速或不规律、呼吸急促、头晕、胸部疼痛、手脚冰凉、头痛。

贫血的治疗方法应取决于致病原因。在生活中可借由饮食预防的贫血有以下两种：

（1）缺铁性贫血

是最常见的贫血类型。骨髓需要铁元素来制造血红素，如果没有足够的铁，身体就无法制造足够健康的携氧红细胞。新陈代谢、细胞正常功能、生长和发育以及结缔组织和某些激素的合成都需要铁。

血液中没有足够的铁元素，通常是由于大量失血，或是铁吸收不良造成的。怀孕和分娩过程中会消耗大量的铁，如果没有适时补充铁，会导致与怀孕相关的贫血。

体重减轻或进行胃绕道减肥手术，也会因吸收不良而缺铁。溃疡、癌症以及经常使用非处方止痛药，尤其是阿司匹林，也会导致缺铁性贫血。

（2）维生素缺乏性贫血

饮食中维生素B_{12}或叶酸长期摄取不足会导致维生素缺乏性贫血。或者即使摄取了足够的维生素B_{12}，但体内无法适度吸收利用，也称之为恶性贫血。

红糖含有少量的铁，所以发生缺铁性贫血时，会有人认为喝红糖水可以补血。事实上一茶匙（4克）的红糖，含铁量仅为0.09毫克。18～50岁女性每日铁的建议摄取量为18毫克，若想用红糖补血，得摄取800克的红糖才能补足身体所需的铁量。红糖的矿物质含量极低，却会提供相当可观的热量，当吃下800克红糖，同时也会摄取3300卡的热量，这些热量足以增加约0.45公斤的体脂肪。

▶跟着营养专家这么做

大多数血液细胞，包括红细胞，会在骨髓中定期生成。从饮食摄取而来的铁、维生素C、维生素B_{12}和叶酸，是提供身体制造血红素和红细胞的原料，其中维生素C可增加铁的吸收。

注意，任何人除非有医师处方，否则不应随意服用铁补充剂。

补血的食物

营养素	食物来源
铁元素	牛肉和其他肉类、豆类、小扁豆、深绿叶蔬菜、干果、杏、葡萄干、柿子、桑葚、枣、椰子、番茄、南瓜、橄榄、李子、西瓜、水蜜桃、铁强化谷物
叶酸	水果和果汁（如柑橘汁）、深绿叶蔬菜、青豆、大红豆、花生以及富含谷物的产品如面包、谷物、意大利面和米饭
维生素 B_{12}	肉类、乳制品、豆制品、维生素 B_{12} 强化谷物
维生素 C	柑橘类水果和果汁、辣椒、西兰花、番茄、瓜类和草莓

Question-4

柠檬、橘子等酸性食物会加速骨质流失？

答：柠檬和橘子吃起来虽然是酸的，但消化代谢之后会释放出碱性化合物。多摄取水果和蔬菜来增加碱性饮食，除了可以降低罹患高血压、心脏病、脑卒中、糖尿病、某些癌症和阿尔茨海默症的风险之外，也有助于减少骨质流失。

★原来如此

健康的血液酸碱值必须维持在非常窄（pH值7.35～7.45之间）的弱碱性范围内，因为体内的酵素、免疫和修复机制在微碱性环境中可以有效地发挥。

但人体的生理运作、食物消化和代谢及许多其他基本的生命过程中都会产生酸。例如运动或身体移动时，体内会产生乳酸和二氧化碳，这些也都是酸的释放。此外，免疫反应和应激反应①也会产生大量的酸性副产物。当身体内血液环境变得稍微偏酸时，须靠钙化合物的调节取得平衡，而骨骼是钙化合物的储存罐，会由骨骼和肌肉释放出钙，形成的钙化合物是种碱，以平衡酸碱值。

酸性环境对细胞代谢有几种不利的影响，包括：能量生成受损，体液积聚和水肿，以及增加自由基的生成。随着年龄增长，处在慢性低度代谢性酸中毒的状态，可能会导致骨质矿物质流失、肌肉量减少、生长激素减少和肾结石形成。反之，碱性状态对于骨骼健康、免疫能力和健康的整体性是至关重要的。

食物与骨质疏松之间的关系

我们所吃的食物种类，长期下来会影响身体的酸碱值。水果和蔬菜在消化代谢之后的碳酸氢盐是种碱性化合物，具有中和酸的能力，即便吃起来酸味的柠檬和橘子，在消化代谢之后也会释出碱性化合物。肉类和鸡蛋中有大量含硫氨基酸（比谷类和豆类多2～5倍），是最大的产酸食物。精制谷类及植物性蛋白质也是微酸性食物，但代谢后产生的酸比动物性蛋白质少得多。因此人体摄取的蛋白质越多，其血液的酸碱值越偏酸，需要更多的碱性化合物来中和。

西方国家消耗许多牛奶、乳制品和钙补充剂，却没有降低骨质疏松性骨折的发生率。而日本等亚洲国家，传统饮食中几乎没有含钙丰富的乳制品，但骨质疏松性骨折反而较为少见。为什么钙摄取量和骨质疏松症之间，没有一致的相关性？

这可能是因为，西方的饮食习惯是大量摄取牛肉、家禽和鱼类。过度摄取蛋白质尤其是动物蛋白质，每增加40克蛋白质就会额外排出50毫克的钙。而人体骨骼中只含有约1千克的钙，所以每天损失50毫克，将意味着每年损失接近2%的骨钙。简单地说，西方国家的饮食摄取较多的蛋白质，这有可能是导致西方人骨质疏松率高于亚洲人的原因。

当饮食中增加蛋白质的摄取时，钙的吸收虽然会增加，但尿液中钙的排泄量也同时增加。预防骨质疏松症和改善骨骼健康，多摄取水果和蔬菜来增加碱性饮食，是比较安全和低成本的方法。因此美国联邦卫生机构建议每日摄取9份水果和蔬菜。此一建议也被证实可以降低罹患高血压、心脏病、脑卒中、糖尿病、某些癌症和阿尔茨海默症的风险。

▶跟着营养专家这么做

1968年，两位美国医师在《柳叶刀》（*the Lancet*）医学杂志上发表低酸性饮食理论，称摄取过多的动物性蛋白质和精制谷物，将使血液偏微酸性。若要维持微碱性血液，可采取以蔬菜和植物性食物为主、蛋白质和谷物为副的饮食方式。蛋白质以瘦肉蛋白、植物性蛋白质为主，谷物则以全谷物为主。一周内至少有一天采取素食。

蛋白质的摄取量会因为年龄、运动量、健康状况而有所不同。成年人每公斤体重约需0.8克蛋白质。体重55公斤的女性每天只需要44克蛋白质，相当于约112.5克的比目鱼、一块豆腐和一杯煮熟的全谷。

低酸性饮食蛋白质与谷物来源

营养素	食物来源
瘦肉蛋白质	不含皮的家禽、瘦牛肉、低脂肪或无脂肪的乳制品、鸡蛋和鱼
素食蛋白质	豆类、豆腐、毛豆、豆奶或其他豆制品、坚果、坚果油和小米
全谷物	高纤维或全麦谷物和面包、糙米、藜麦、小米等

一个儿童每公斤体重需1.2克蛋白质。27公斤体重的8岁儿童，每天约需要33克蛋白质，约75克鸡肉和半杯奶酪，就可以提供足量蛋白质。

多注意钙以及维生素D的摄取。

每天运动30分钟以上也有助于骨骼健康。重量运动可增加骨骼和肌肉强度。如果想保持肌肉结实，每天需要运动60到90分钟。

请注意，不建议服用碳酸氢盐来降低血液酸度。

---

①应激反应：生物体在内外环境有变化时做出的适应性反应，通常发生在愤怒或沮丧时。

Question-5

蛀牙仅是因为吃太多糖?

答：造成蛀牙的因素很多，糖不是唯一的肇因，淀粉含量高的零食例如饼干、果汁、牛奶等在牙齿表面上的残留时间才是关键。

★原来如此

龋齿也称蛀牙，是世界上最常见的健康问题之一，且至今仍在恶化。依据美国2020健康人（Healthy People 2020）目标评估显示，大部分的慢性流行病都在人类的掌控中，然而“口腔健康”与“精神疾病”这两项健康问题却在持续恶化。造成蛀牙的因素很多，最普遍的原因，是经常吃淀粉含量高的零食，喝含糖饮料，而没有适时好好清洁牙齿，维持口腔卫生，各种成分长时间黏在牙齿上，导致口腔内细菌滋长，产生酸性物质，使得牙齿浸泡在酸性环境中，从而侵蚀并磨损牙齿表面的珐琅质。

众所皆知，蛀牙的最佳预防措施是定期检查牙齿、良好的刷牙和牙线清洁习惯。但人们却普遍忽略淀粉含量高的零食，例如蛋糕、饼干、糖、洋芋片，以及含糖饮料如汽水、苏打水，甚至是牛奶、冰激凌、蜂蜜等所带来的伤害。

蛀牙在年幼的儿童和青少年中很常见，老年人罹患的风险也很高。老年人的牙齿会随着时间流逝而磨损，牙龈可能萎缩，使得牙齿更容易受到伤害。年长者也可能因为使用许多药物，造成唾液流量减少，增加蛀牙的风险。

当身体接触病原体或细菌时，会自然产生唾液反应，以清除病原体。缺乏唾液引起的口干，会增加蛀牙风险。有许多类型的细菌会利用残留在口腔中的食物所含的糖形成斑块，然后慢慢地侵蚀牙齿表面。唾液可以在无形中去掉牙齿上残留的食物和斑块，能够防止蛀牙。唾液中的物质也有助于抵制细菌产生的酸。

而某些可能减少唾液产生的医疗行为，如头部或颈部的放射线照射或某些化疗药物的使用，也会增加蛀牙风险。饮食行为失调，例如厌食或暴食，也会干扰唾液分泌。

另一个普遍现象是，不少父母在婴儿睡前用奶瓶喂其牛奶、婴儿配方、果汁或其他含糖液体，这些饮料的营养成分在睡眠过程中，会滞留在婴儿牙齿表面几个小时，滋长细菌，形成所谓的奶瓶蛀牙。幼儿不断吸吮装满这些饮料的吸管杯时，也会对牙齿造成同样的损伤。

胃灼热或胃食道逆流会导致胃酸进入口腔。胃酸是强酸，会损伤牙齿珐琅质，使得牙质暴露于细菌的侵袭之下，亦会造成蛀牙。厌食症和暴食症因反复呕吐，使得牙齿的牙釉质会接触到胃酸而被侵蚀破坏，同样会导致蛀牙。

▶跟着营养专家这么做

饭后务必刷牙或漱口是最佳的预防习惯。氟化物是一种天然存在的矿物质，有助于预防蛀牙，甚至可以扭转牙齿初期损伤。进食之后用含氟牙膏、牙线或含氟漱口水清除口腔中的残留物和细菌。每餐后都需要加以清洁，若不方便，则每天至少清洁两次，睡前刷牙更是重要。

许多地区的自来水供水系统中会添加氟化物，但瓶装饮用水通常不含氟化物。喝含氟化物的自来水可以显著减少蛀牙。如果只喝不含氟的瓶装水，可能会增加蛀牙风险。

咀嚼某些食物如生胡萝卜、芹菜、苹果，会刺激口腔产生大量唾液，并且经由蔬果的膳食纤维带走口腔中的食物残渣与细菌，可以防止蛀牙。避免经常吃含有淀粉或是糖的零食或饮料，并定期检查牙齿，可以尽早发现问题或预防。

婴幼儿牙齿保健

避免婴幼儿吸吮奶瓶入睡，除非奶瓶内装的是水。

若父母已有蛀牙的现象，表示口腔中已有导致蛀牙的细菌，不要将咬过的食物递给孩子食用，以免将自己口腔中的细菌在无形中传染给孩子。

Question-6

手术后吃酱油、喝咖啡，会使伤疤变黑?

答：酱油中的深褐色来自焦糖，胃肠道会消化掉，并不会导致伤口愈合时颜色变深。

★原来如此

很多人都有这样的经验，伤口愈合后伤疤颜色会较深，因此认为最好避免酱油和咖啡等黑色食品。

当皮肤组织受伤且发生断裂时，受伤部位在愈合过程中会产生较多的胶原蛋白，聚集在受损的部位，以愈合伤口。大约三个月或更久后，新的胶原蛋白继续形成，血液供应增加，导致疤痕隆起，颜色较红。皮肤损伤后，黑色素会由表皮转移到较深层的真皮细胞，真皮细胞的代谢速度比表皮慢，所以会呈现深褐色且持续一段时间，随着时间的推移，颜色会逐渐褪掉。

影响黑色素形成的因素主要是遗传、紫外线和药物，其中60%～70%和遗传有关。阳光中的紫外线会使黑色素细胞起反应，使得皮肤中的黑色素增加。药物如四环素、抗风湿药物，会影响血液中酪氨酸酶的活性，导致黑色素细胞代谢异常。抗心律失常药物如胺碘酮和氨基酸蛋白结合，也可能会形成一些皮肤色素。

▶跟着营养专家这么做

酱油由黄豆、淀粉和小麦粉发酵而成，其深褐颜色来自焦糖。酱油进入胃肠道后会被消化代谢排出体外，并不会导致伤口愈合时颜色变深。即使酱油中有一种叫作酪氨酸的氨基酸，是大多数晒黑乳液中的成分，但利马豆、蚕豆、扁豆、雪豆、啤酒酵母、啤酒和红酒等食物也含有酪氨酸，其含量比酱油更多。无论由哪种食物摄取到酪氨酸，都不会导致黑色素增加。因为只有人体内自然产生的酪氨酸，经由阳光紫外线照射才会变成黑色素。

黑色素很容易被紫外线激活，易使伤口变黑。身体有伤口的部位，应避免阳光照射。皮肤受伤后，如果只是伤及表层皮肤，没有细菌感染，一般不会留下疤痕；如果伤及真皮层以下，疤痕将不可避免。

第四章

超级食物、减重饮食风潮

时下流行的各种减重饮食，可以有效减体重？

低糖饮食比较健康？

“生酮饮食”是能迅速减体重、治疗糖尿病的救命饮食疗法？

超级食物对健康有益无害？

秋葵具有神奇效用？

醋可软化血管、防癌、降“三高”，是万能的健康圣品？

番石榴是一种可以改善糖尿病的超级水果？

Question-1

时下流行的各种减重饮食，可以有效减体重？

答：大多数时尚饮食是为创造商机并进而获利，并无健全的科学证据。

★原来如此

时尚饮食起源于20世纪30年代，是通过不健康和不均衡的饮食模式，以不需运动即可减轻体重或达到其他健康益处为目的。时尚饮食宣称可以燃烧体脂肪，事实上减掉的体重来自流失的水分及肌肉重量。

经常用名人代言宣传的时尚饮食，为销售相关产品、书籍或课程，或为被称为“大师”的创业者带来巨额收入，在营销或陈述上常夸大其词，科学证据基础并不健全。以下是各种时下流行的减重饮食的宣传重点。

（1）生酮饮食

在短时间内经由改变身体代谢途径来减轻体重，即通过降低体内胰岛素浓度，并将体内主要能量来源从糖转换为酮，而诱导不同的代谢途径。不同于阿特金斯吃肉饮食或其他低糖饮食，生酮饮食的糖摄取量并不会逐步增加，以确保生理代谢停留在酮症状态中。典型的生酮饮食，糖的总摄取量通常少于30克／天，或仅有总热量的5%。

即使生酮饮食没有刻意限制热量，但酮的存在会抑制食欲，而减少热量的摄取。针对13个研究的大量数据加以分析，发现生酮饮食虽可减少体重和体脂肪，以及因超重或肥胖引发的炎症和疾病危险因素指标，但隐藏的健康危机绝不可忽视。

（2）脂肪炸弹减肥法

增加摄取蛋白质、坚果和坚果酱以及一些天然的糖类。这种饮食法让人有饱足感，容许摄取少量糖类，但仍然是低糖、高蛋白和高油脂饮食。脂肪炸弹减肥法对人体造成的影响和其他时尚减肥饮食大同小异，在短期内虽然可有效减轻体重，但长期来看，复重、体脂肪增加的概率很高。

（3）减糖饮食

低糖饮食的重点是增加蛋白质的摄取，来源包括肉类、家禽、鱼和蛋以及一些非淀粉类蔬菜；通常排除或限制大多数的谷物、豆类、水果、面包、糖果、意大利面和淀粉类蔬菜，有时还包括坚果和种子。

典型的低糖饮食并没有特别限定糖摄取量，其范围通常为20～60克／天。某些低糖饮食计划允许摄取少量水果、蔬菜和全谷物。然而，突然大幅度减少糖类的摄取，可能会出现某些暂时性影响健康的症状，包括头痛、口臭、虚弱、肌肉痉挛、疲劳、红疹、便秘或腹泻。

（4）新陈代谢饮食

从新陈代谢角度加以操作，轮替高碳水化合物、高蛋白质、高脂肪这3种饮食，来“混淆”身体的新陈代谢，达到快速减肥的效果。

（5）辟谷减肥法

断谷三天以上称为辟谷。在断谷期间，完全不吃米饭、面食等谷类杂粮，但可适量摄取植物性食物如水果和蔬菜，以不感到口渴和饥饿为主，忌吃到饱。

这种饮食法宣称通过辟谷，能清除由饮食进入身体所造成和遗留的毒素，通过自身能量消耗来维持正常的生命活动，可以消耗体内脂肪并重新调节、增强生理功能。目前没有科学研究证据证实其宣称。

（6）轻断食

轻断食或称隔日禁食，又称五比二饮食，源自英国的“隔日间歇性断食法”，原理为一星期中选择不连续的两天，严格控制热量摄取在500～600卡，而其他五天则为正常饮食。

媒体宣称，实践轻断食可借由整体热量摄取不足，达到减肥效果，而且断食可排出体内毒素、老旧细胞。然而根据研究，比起均衡饮食，轻断食不见得能减轻更多的体重，且轻断食并不能达到排毒的效果。

（7）防弹咖啡

原理和“生酮饮食”非常接近，即限制糖的摄取以减轻体重。用特制的咖啡作为早餐，调配方法为：在一杯240毫升的有机黑咖啡中，加上1～2汤匙的无盐牧草饲育奶油和1～2茶匙的中链甘油三酯或有机椰子油，接着放入果汁机搅拌成拿铁状。或在一杯黑咖啡内，加入一汤匙奶油和一汤匙椰子油搅拌。

以上各种时尚饮食法，经常排除某些提供身体主要营养素的食物，可能导致脱水、虚弱、疲劳、恶心、头痛、便秘，以及维生素和矿物质摄取不足等。

98%试图减轻体重者在五年内会有体重回增现象。在饮食计划结束后，容易恢复旧有饮食习惯，因此减重效果无法持续；而且强制限制某些食物，反而有可能导致暴饮暴食。

▶跟着营养专家这么做

无论想尝试生酮饮食、脂肪炸弹减肥法还是其他时尚减肥法，都需要由医师检查个人的健康状况和正在服用的药物，以确定某种减重饮食法是否真的适合自己，再由营养师指导进行。

在实行任何时尚减肥法之前，必须认清快速减重无法长期持续。当重新回到正常饮食后，体重必会反弹。

声称不需要运动就能减轻体重的减肥法，对于整体健康而言，绝对不是最好的，甚至有害。

健康且效果长久的减重方式，需遵行以下4点原则：

①减少食物摄取量；

②多喝水；

③多运动；

④多吃蔬菜水果和加工少、能看到原形的食物。

依据此饮食原则减重，不但可以明显减轻体重，甚至能有效预防许多慢性疾病，如心血管疾病、某些癌症、糖尿病、脑卒中、骨质疏松症等。

Question-2

低糖饮食比较健康?

答：突然大幅度减少糖（碳水化合物）的摄取，可能会出现某些影响健康的负面症状。

★原来如此

糖就是碳水化合物。糖是身体动力的主要燃料来源，无论是慢跑还是单纯呼吸，都需要糖带来的能量。人体以葡萄糖为能量的首要来源，因此饮食中的糖在进入人体后，都必须转换为葡萄糖才能被吸收利用。血液中的葡萄糖若没有经由身体活动消耗掉，则会以肝糖的形式储存在肝脏、肌肉和其他细胞中以备后用，或转化为体脂肪。

血液中的葡萄糖浓度，也就是所谓的血糖。血糖浓度上升，会引发胰岛素释放。胰岛素有助于血液葡萄糖进入细胞，也会将葡萄糖转换成脂肪。

低糖饮食的原理可表述为：减少糖（碳水化合物）的摄取量，提高蛋白质包括肉类、家禽、鱼和蛋以及一些非淀粉类蔬菜的摄取量，以降低体内胰岛素浓度，从而燃烧身体所储存的脂肪，以减轻体重。

均衡的饮食指南建议，糖的热量应占每日总热量的45%～65%。所以如果每天需摄取2000卡热量，那么从含糖食物中摄取到的热量应为900～1300卡（225～325克）。然而典型的低糖饮食所建议的糖摄取量只有20～60克/天，提供的热量仅占4%～12%。

低糖饮食与低脂饮食相比，尤其是非常低的低糖饮食，可能在短时间内明显减轻体重，因为采用低糖的同时，会伴随高蛋白，额外的蛋白质和脂肪会增加饱足感，减少吃的总量。但大多数研究发现，在12或24个月之后，低糖饮食对维持理想体重没有很大的帮助。2015年的回顾性研究发现，在减轻体重和体脂肪上，含正常蛋白质量的均衡饮食反而比高蛋白质低糖饮食稍具优势。

低糖饮食可能有助于预防或改善严重的健康问题，例如代谢症候群、糖尿病、高血压和心血管疾病。事实上，几乎所有减重饮食法都可以暂时性改善血清胆固醇或血糖浓度，甚至可以减少或逆转心血管疾病和糖尿病的危险因素。但美国心脏协会、心脏病学会和肥胖协会同时声明，没有足够的科学证据显示大多数低糖饮食有益于心脏健康。

▶跟着营养专家这么做

如果突然大幅度减少糖的摄取，可能会出现某些影响健康的负面症状，包括头痛、口臭、虚弱、肌肉痉挛、疲劳、红疹、便秘或腹泻，长期下来也可能导致维生素或矿物质缺乏、骨质流失和胃肠道紊乱，并可能增加罹患各种慢性疾病的风险。

因为低糖饮食无法均衡地摄取各种必需营养素，所以并不推荐这种饮食法作为青春发育期学生的减重方法。在青春期发育阶段，身体需要从全谷物、水果和蔬菜中摄取各种必需营养素。

如果采用的是脂肪和蛋白质含量较高的低糖饮食，选择含有健康不饱和脂肪酸和健康蛋白质的食物很重要。限制含有饱和脂肪和反式脂肪的食物，如肉类、高脂乳制品和其加工品、饼干、糕点等。

目前还不清楚低糖饮食会对健康构成什么样的风险，因为大部分追踪研究时间都少于一年。再者，如果摄取大量含有动物性脂肪和蛋白质的食物，罹患心脏病或某些癌症的风险会相对增加。

Question-3

“生酮饮食”是能迅速减体重、治疗糖尿病的救命饮食疗法?

答：以“生酮饮食”法来减体重或是治疗某些代谢症候群，对健康危害相当大。

★原来如此

营养专家一致建议的均衡饮食，应有45%～65%的热量来自糙米饭、全谷制品等各种类型的糖（碳水化合物）。消化过程中，口腔和小肠会分泌淀粉酶，将食物所含的糖分解成葡萄糖。葡萄糖是身体能量的首要来源，红细胞更是以葡萄糖作为唯一能量来源。正常情况下，每日饮食最少需要130克的碳水化合物以维持正常生理代谢。

当糖的摄取量不足时，储存在肝脏和肌肉中的肝糖会被转化成葡萄糖供身体使用，以维持正常的血糖浓度。然而，人体内所储存的肝糖只够两天使用，当一天中糖摄取量限制在20克或是更少，至2～7天后，肝脏会转向燃烧脂肪以产生酮体，作为生理代谢的能量来源。酮由脂肪酸形成，大脑和其他器官可以燃烧酮以获取能量，尤其是脑的能量来源除了葡萄糖外，就只有酮体。

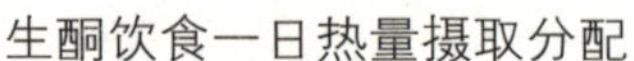

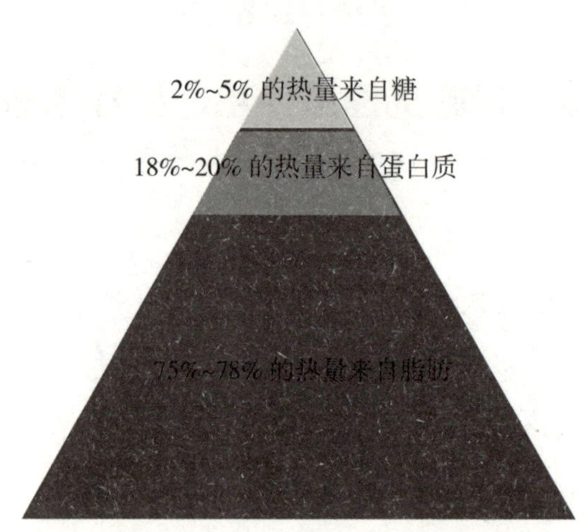

因此，生酮饮食法就是杜绝葡萄糖的生理代谢途径，改以酮体作为身体能量的来源。典型的生酮饮食一日摄取的总热量当中，有75%～78%来自脂肪，18%~20%（或每公斤体重1克）来自蛋白质，而仅有2%～5%（或是10～25克）来自糖。这也就是非专业人士很极端地以脂肪和蛋白质为主要的热量来源，将饮食分配比例倒过来吃的方式。

生酮饮食的多吃和少吃

	食物种类
多吃	动物性肉类、黄油、奶油、蛋黄酱（美乃滋）、椰子油和各种油
少吃	各种糖、米饭、面包、面食、精制谷物、糖果、甜食等各种精制淀粉类食品

营养素对血糖的影响

食物由口腔进入，经消化吸收，到形成粪便排出体外，大约需要24～72小时。

三大营养素中，糖由口腔到消化吸收，再到血糖上升的时间为15分钟至2小时，时间最短。

其次是蛋白质，身体每小时吸收8～10克蛋白质，饮食中蛋白质越多，所需的消化吸收时间越长，饱足时间越久。例如一块100克左右的肉排，完全从胃进入十二指肠（胃排空）平均需要2～3小时，3～6小时完成消化。

油脂的消化时间最长，从胃进入十二指肠所需的时间，平均在3小时以上，甚至长达6～72小时。因此摄取大量的油脂，会延缓胃的排空时间，让人不易饿，饱足的期效较长，可以抑制食欲。同时也因为严格限制摄取糖，血糖浓度也较平稳。

酮症和酮酸中毒

一天中糖摄取量超过30克就不会生成酮体。当血液中酮体浓度为0.1～10

毫摩尔/升时，称之为酮症（Ketosis）。饮酒、运动后、饥饿状态下会产生不同程度的酮体，尤其是空腹状况下运动会快速产生酮体。

酮症不一定会有酮酸中毒。当血液中酮体浓度上升至10～25毫摩尔/升以上时，才称为酮酸中毒，尤其是没有适度使用胰岛素的一型糖尿病患者，会出现酮酸中毒。这个生理代谢的问题甚至会危及生命。

生酮饮食的源起和负面影响

生酮饮食始于20世纪20—30年代，普遍应用在小儿的癫痫治疗上，临床上显示可以减少癫痫发生的次数（这些都是回溯性临床研究，并没有控制对照组以确定其相关性的可信度）。

20世纪60年代起，生酮饮食开始被用在肥胖症的治疗上。从最初流行的阿特金斯饮食、吃肉饮食、生酮饮食、低糖饮食、断糖饮食、低糖高脂肪、金字塔倒过来吃到防弹咖啡饮食等等，它们所采用的代谢原理都一样——摄取相当高量的油脂和蛋白质，而糖的摄取量极低，以迫使体内进行非葡萄糖的生理代谢途径，分解体脂肪产生酮体，当作生理运作的能量来源。

采用生酮饮食短期内体重看似明显下降，其实是伴随大量脱水所呈现的假象。酮体首先出现在血液，其次是尿液，一旦出现生酮现象时，必须饮用足量的水分，将酮体经由尿液排出，否则会损害肾脏功能，引发泌尿系统问题。然而当酮体排出体外时，会同时带走大量的水分，造成细胞脱水。

生酮饮食是一种大多数人无法长期坚持的饮食计划，反而容易使体重快速反弹。这种饮食法因为摄取过多的油脂，给心脏血管造成极大的负担；同时无法摄取足够的必需营养素，例如维生素、矿物质、膳食纤维、抗氧化剂、植物化学物质等。患有心脏病或糖尿病者最好不要轻易尝试。

生酮饮食造成身体分解脂肪的同时，肢体肌肉也被分解消耗，导致肌肉减少症。例如控制不良的糖尿病患者除了会出现酮症外，四肢体肌肉更是会明显减少。

生酮饮食同时也会导致体内代谢酸中毒，也就是体液及组织内的酸碱值偏酸性（pH值小于7.0）。通常肾脏衰竭、肥胖、脱水、过度服用阿司匹林、甲醇中毒者及糖尿病患者也会出现代谢酸中毒。当体内偏酸时，会抑制骨骼中的成骨细胞生成，增加破骨细胞[①]，使得骨质流失增加。

信奉、追捧这类特殊饮食策略之前，必须三思个人的长期健康效益，加以分析其潜在的负面影响，再决定是否值得冒险尝试。

生酮饮食是糖尿病患者的救命饮食吗?

糖尿病患者因为体内无法制造足够的胰岛素或胰岛功能受损，身体不能适度使用葡萄糖作为能量来源，因而转向燃烧体脂肪产生酮体来替代。所以糖尿病患者在治疗、追踪过程中必须定期检测血液和尿液中的酮体。

然而有少数人以偏概全采取生酮饮食来治疗糖尿病，借由减少糖的摄取量使得血糖浓度稳定且不易饥饿。生酮饮食被误认为可以暂时改善糖尿病，但这绝不是正确长远的改善手法。糖尿病最重要的治疗重点是避免酮酸中毒，建议糖尿病患者采用生酮饮食，是极度危险且不正确的行为。

▶跟着营养专家这么做

即使生酮饮食可维持血糖稳定、不易饥饿等特性能让减肥的效果显著，但背后伴随着高度的健康风险。日常生活中，只要愿意修正不当生活习惯及保健态度，就能维持理想体重及血糖浓度恒定。健康及理想的体重必须长期经营，绝无捷径。以下介绍正确的途径。

（1）血糖浓度稳定

简单糖类例如精制的白米、面粉、白糖，容易让血糖浓度上升。只要减少单糖摄取，增加全谷、膳食纤维含量高结构复杂的糖，就可以让血糖较平稳而不至于起伏过大。

（2）延长饱足感

饮食中增加健康的油脂，例如坚果、牛油果和橄榄油，以及优质的蛋白质，例如蛋、鱼、海鲜、黄豆及其制品，以延长饱足感的时间。

（3）燃烧体脂肪

运动才是消除体脂肪、增加体肌肉的唯一途径。不当手法减体重，不仅会使肌肉流失，而且体脂肪会反弹回增，甚至伤及内脏器官。

---

①骨骼是活的组织，由破骨细胞和成骨细胞组成。前者分解旧的骨质组织，后者制造新的骨质组织。

Question-4

超级食物或明星饮食对健康有益无害?

答：任何天然食物，只要不含有毒素，都是超级食物或明星饮食。

★原来如此

超级食物（Super Food）或明星饮食是一种由市场营销衍生出来的词汇，指的是各种含有某种功效营养素的食物或加工食品。不少人为了健康，不惜花费大笔金钱购买这类被商业炒作的食物或加工食品。

市场上的超级食物或明星饮食的销售重点，不外乎在加强免疫力、增强体力、体重管理、抗老化、重建肠道健康、降低心血管疾病、预防癌症、增加骨质密度上大做文章。但单一食物并不能维持整体生理体系的健康，必须在三餐摄取各种天然食物，借由均衡的营养摄取，才能满足身体所需。以下介绍提升各方面健康质量所需的营养素：

- **加强免疫力**：必须摄取足够的蛋白质、维生素C、维生素A、抗氧化剂。
- **增强体力**：需要足够的蛋白质、维生素B族。

·**体重管理**：只有一个法则，必须经由适当的饮食和运动，使得进入体内的热量等于或少于所消耗的热量。

·**抗老化**：摄取足量的各种营养素和抗氧化剂，例如维生素A、E、C及矿物质硒，避免有毒物质以及伤害因子，例如长期紫外线照射。

·**重建肠道健康**：除了食物的卫生安全，益生菌、膳食纤维和抗性淀粉，皆可维持肠道健康及减少毒素滞留体内。

·**降低心血管疾病**：必须减少饱和脂肪酸、避免反式脂肪酸和高果糖玉米糖浆的摄取，增加不饱和脂肪酸ω-3、维生素E的摄取。

·**预防癌症**：可借由多摄取维素A、C、E、膳食纤维和抗氧化剂，以延缓癌细胞的生长。

·**增加骨质密度**：不仅在饮食中要有足够的钙和镁，运动更是不可或缺。

▶跟着营养专家这么做

以超级食物为名，强调可提升健康水平的营养素不外乎蛋白质、维生素C、维生素A、维生素B族、ω-3不饱和脂肪酸及维生素E、抗氧化剂、茄红素等。含有某种特殊营养素的食物种类很多，但是正常的生理功能来自适量的各种营养素，绝不是任何一种单一食物就可以达成全面的保健功效。

摄取多种类、多颜色的新鲜食材，才是健康饮食原则。专注于某一种特殊食物，长期过量摄取某些食物，反会导致营养或生理功能失调。

正确的营养观念是：食物没有好或不好，而是日常的整体饮食模式好或不好。健康状况的提升，不能单靠一种食物，必须生活作息正常、保持良好心情，全方位维持生活、饮食习惯的健康。

各种营养素的天然来源

营养素	天然食物来源
蛋白质	蛋、鱼、肉、海鲜、黄豆（各种豆制食品）、红豆、黑豆、绿豆、鹰嘴豆
维生素 C	柑橘类、番石榴、各种颜色的甜椒、草莓、木瓜、奇异果
维生素 A	南瓜、胡萝卜、地瓜、红甜椒、菠菜、甘蓝菜、芥菜、青江菜、芜菁叶、橘色甜椒、杏
维生素 B 族	肉类、乳制品、豆类、燕麦、糙米、小麦胚芽、小米、大麦、小麦、荞麦、黑麦、全谷类
不饱和 ω-3 脂肪酸与维生素 E	深海鲑鱼、金枪鱼、鲱鱼、鳟鱼、罐装青花金枪鱼、沙丁鱼、牛油果、初榨橄榄油、鱼油、核桃、杏仁、芝麻、南瓜子、胡桃、夏威夷果、榛果、亚麻籽
抗氧化剂	蓝莓、黑莓、蔓越梅、红酒、大蒜、咖啡、咖喱、黄姜、黑巧克力、肉桂、姜、石榴、香菜、丁香、九层塔、百里香、绿茶及各种茶
茄红素	来自番茄、红西瓜、柿子、红心番石榴、木瓜
果胶与可溶性膳食纤维	燕麦、全谷、蓝莓、地瓜、黄豆（各种豆制食品）、洋葱、莲藕、山苦瓜、苹果、红豆、黑豆、绿豆、番石榴、鹰嘴豆、黑芝麻、木耳、芹菜、海藻、菇菌类、莲子
益生菌	天然发酵食品，包括优酪乳、味噌、纳豆、泡菜、豆豉、美式酸黄瓜、苹果醋、意式黑橄榄
蛋白质消化酵素	奇异果、木瓜、梨

Question-5

秋葵具有神奇效用?

答：任何高纤维、深绿色蔬菜，都有益于健康。秋葵是种集高膳食纤维和各种营养素于一身的蔬菜。

★原来如此

秋葵含有丰富的钾、维生素B族、维生素C、叶酸、钙、膳食纤维及一些铁、烟碱酸、磷和铜，且热量很低。秋葵所含的膳食纤维可以作为肠道中良好细菌的“养分”，与好的脂肪酸代谢有关。这些膳食纤维还有助于将脂溶性毒素排出体外，并有助于调节血糖浓度，这对减轻体重，平稳一型、二型和妊娠期糖尿病患者的血糖有相当效用。

100克的秋葵含有3.2克膳食纤维。女性每日建议摄取膳食纤维25克，男性35克。饮食中含有丰富的高膳食纤维食物，可减少血液中的低密度脂蛋白（坏胆固醇）。另有研究证实，一个人摄取的膳食纤维越多，罹患结直肠癌的概率就越小。

秋葵所含的槲皮素衍生物是种抗氧化剂。秋葵的豆荚和种子都含有酚类化合物，这些化合物可抗氧化、抗微生物、抗发炎并降低患癌风险。秋葵内的黏液会和胆固醇及胆汁结合，聚集来自肝脏的毒素并将其带出体外。

100克的秋葵含有60微克叶酸。每日叶酸建议摄取量为400微克。2016年，科研人员曾对16项相关研究做系统分析，发现叶酸对乳腺癌可能有预防作用。饮食中没有摄取足够叶酸的人罹患乳腺癌、宫颈癌、胰腺癌、肺癌和其他癌症的风险似乎较高。

秋葵所含的凝集素（一种在秋葵、豆类、花生和谷物中发现的蛋白质），也被用于治疗人类乳腺癌细胞的研究中。研究结果显示，癌细胞生长速度减少了63%，并有72%的癌细胞被杀死。但秋葵是否真的对人类癌症有所影响，仍需要更多的研究才能确定。

秋葵含有丰富维生素K，这种维生素有助于骨骼吸收钙，使骨骼较为强韧，减少骨折概率。

秋葵种子可以提供油和蛋白质。在贫困地区，秋葵种子是高质量的蛋白质来源。

▶跟着营养专家这么做

任何高膳食纤维、深绿色蔬菜对健康都扮演着非常重要的角色，可降低罹患心脏病、脑卒中、肥胖、某些癌症和糖尿病的风险。

Question-6

醋可软化血管、防癌、降“三高”，是万能的健康圣品？

答：适量的醋可增加食物风味，有益于健康，但相关研究大都是用老鼠来进行的动物实验。

★原来如此

醋由各种含糖量高的水果、大米、大麦和其他农产品制成，如米酒醋、苹果醋、白蒸馏醋、黑醋和水果醋，也可以视为一种酸酒。不同类型的醋，含有不同程度的酸度，白醋和苹果醋都具有约5%～20%的乙酸。醋含有多种营养成分，是一种抗氧化剂膳食多酚的来源。醋可帮助降血压，机制是醋酸直接影响肾素活性，导致血管紧张素II降低，可以使体内酸碱平衡，并促进胃中健康细菌的生长。醋也有碱化尿液的作用，当体内尿液变得偏酸和浓缩时，就容易因尿酸或草酸盐形成结晶而造成肾结石。

醋的相关研究，大多是用老鼠进行的动物实验

2005年在日本进行的一项研究显示，醋能够降低老鼠的血清胆固醇浓度。2006年另一项日本研究显示，喝15毫升的醋，或将醋加入食物中可以抑制血糖浓度，其中的机制尚未完全清楚，一般认为是通过延迟胃排空速率来降低血液葡萄糖浓度。虽然醋被认为是种安全且对健康有益的食品，但因为相关研究都是用老鼠来进行的动物实验，研究结果无法完全应用于人体。

有关醋的不良反应文献很少，但不是没有。根据塞尔维亚的一项病例对照研究，摄取醋使得罹患膀胱癌风险增加4.4倍。另有一名28岁的女性，每天饮用约250毫升的苹果醋达6年之久，导致了低钾血症。

►跟着营养专家这么做

胃灼热最常见的原因是胃酸过低，在进食时搭配醋一起食用，增加胃酸度，可能可以改善胃灼热和胃酸反流，有助于消化过程。因为某些维生素和矿物质需要充足的胃酸才能吸收得更好，喝醋或许有助于吸收食物中的某些矿物质和维生素。

烹调常用的白醋，不但有助于调味，也可用来当作防腐剂、家用清洁剂，并能缓解皮肤瘙痒及疼痛。

Question-7

番石榴是一种可以改善糖尿病的超级水果？

答：番石榴含有果糖，并不能改善糖尿病，但它的膳食纤维含量丰富，食用后血糖相对不会立刻显著上升，较为平稳。

★原来如此

番石榴是一种可溶性膳食纤维含量非常丰富的水果，每100克含3克，约占每日膳食纤维建议摄取量的10%。因为膳食纤维含量丰富，不那么容易消化，比起西瓜、哈密瓜等膳食纤维含量较低的水果，食用后血糖相对不会立刻显著上升，较为平稳。再加上番石榴的热量和脂肪含量较低，对需要维持理想体重及血糖的糖尿病患者来说，是水果选项之一。

番石榴含各种丰富的营养素，维生素A的含量是橘子的5倍，维生素C的含量比其他任何水果都多，每100克含有228毫克，为每日维生素C建议摄取量的3倍之多。科学研究证实，经常食用维生素C含量丰富的水果，有助于人体产生抵抗力对付传染性物质，并清除对身体有害的自由基所导致的癌细胞。

维生素C对于体内的胶原蛋白合成是不可或缺的。胶原蛋白是人体内维持血管、皮肤、器官和骨骼完整性所必需的主要结构蛋白之一。

番石榴是维生素A、类黄酮如β-胡萝卜素、番茄红素、叶黄素和玉米黄素的良好来源。这些化合物具有抗氧化特性，对维持黏膜和皮肤的健康也很重要。摄取含胡萝卜素丰富的天然水果可预防肺癌和口腔癌。番石榴所含有的番茄红素可防止紫外线对皮肤的伤害，并保护前列腺。

与其他水果相比，番石榴含有丰富的钾。钾帮助控制心率和血压，也是维持细胞和体液平衡的重要成分。番石榴还含有泛酸、烟酸、维生素B_6、维生素E和K以及矿物质如镁、铜和锰。锰有助于人体代谢吸收食物中其他的重要营养素，人体以锰作为抗氧化酶。红细胞的形成则需要铜。

▶跟着营养专家这么做

番石榴不仅营养丰富，富含膳食纤维，而且每100克番石榴的含糖量只约为10克。对糖尿病患者来说，番石榴是良好的水果选择，但仍需限量食用，一份水果量大约应似一个棒球或拳头大小。

番石榴有厚脆的外皮，中间含有籽，类似浆果的两部分，两者同样含有丰富的营养素。粉红色的番石榴籽，每100克含有5204微克番茄红素，几乎是西红柿的两倍（100克西红柿含有2573微克番茄红素）。因此吃番石榴时不要将中间的籽去掉，建议一起食用。不过番石榴籽很坚硬，每个人肠胃耐受度不同，建议在短时间内不要摄取过量。

第五章

慢性疾病、癌症的预防饮食

“三高”一定得靠药物治疗?

血栓可以越吃越小?

脂肪肝可以吃回去?

香蕉、洋葱、芹菜对降血压有效?

高血压患者可以吃代盐?

特级初榨橄榄油可以保护大脑免于阿尔茨海默症?

癌症患者不能吃得太营养，否则肿瘤会长得更快?

豆制品吃太多容易导致痛风?

Question-1

“三高”一定得靠药物治疗?

答：现代人的“三高”指的是高血压、高血脂和高血糖，可以经由减轻体重、修正日常生活习惯及改善饮食，延缓病情恶化。

★原来如此

“三高”指的是高血压、高血脂及高血糖三症状，是现代成年人普遍存在的健康隐忧，与日常生活、饮食习惯关系密切。

高血糖

指空腹血糖高于100毫克/100毫升，血液中葡萄糖浓度超出正常值（70~99毫克/100毫升）。高血糖通常是糖尿病的前兆，糖尿病会伴随排尿增加、疲劳和口渴等症状，若是没有得到适当控制，会威胁全身各部位的器官功能，甚至引发心脏病发作、脑卒中、神经损伤、肾脏疾病、截肢等并发症，不可不慎。

血糖测量值高于正常值，虽是糖尿病的判断指标，但也可能是暂时性的，并不一定会演变为糖尿病。在发现血糖偏高的初期，可以经由调整饮食内容，多摄取天然未加工的五谷杂粮和蔬菜，远离含糖饮料、精制甜点，并搭配运动来加以改善，不一定非得依赖药物来控制。

高血压

指心脏推动血液循环的阻力变大，导致血液对动脉壁的压力增加。未经治疗控制的高血压会导致动脉损伤，造成重要器官的血流受损，可能导致心脏病发作、肾脏衰竭、脑卒中、眼睛损伤等重大疾病。心脏和血管的议题经常连在一起，然而对大部分的人而言，血管的健康应该凌驾在心脏之上，没有健康的血管，心脏功能不可能健全。

正常血压被定义为：收缩压低于120毫米汞柱，舒张压低于80毫米汞柱。收缩压在120～139毫米汞柱之间，舒张压在80～89毫米汞柱之间，称为“高血压前期”。在高血压前期，可以借由修正饮食和生活方式，使得血压有一定程度的改善或控制，提前预防恶化成为高血压。

高血脂

指血液中油脂的浓度超出正常范围。血液中的油脂有两种主要类型，分别是“甘油三酯”和“胆固醇”。血清胆固醇是血液中一种蜡状脂肪，在血液中的脂蛋白胆固醇依生理特性分为“坏血清胆固醇”（低密度脂蛋白胆固醇，LDL-C）和“好血清胆固醇”（高密度脂蛋白胆固醇，HDL-C）。当出现高脂血症时，过多的坏胆固醇会积聚在动脉血管壁上形成斑块，使血管壁变硬。

“好胆固醇”会清除多余的“坏胆固醇”，将其移出动脉回到肝脏。当好胆固醇不足，坏胆固醇过多，随着时间的累积，斑块沉积变大，甚至会阻塞动脉的内径，可能导致心脏病、心脏病发作和脑卒中。虽然高脂血症和遗传有些关联性，但不健康的生活和饮食习惯更是导致高脂血症的主因。缺乏运动、摄取高饱和脂肪食物、吸烟、肥胖、饮酒过量等，都会使坏胆固醇上升，好胆固醇下降，血脂异常的风险会大大增加。

▶跟着营养专家这么做

现代人的“三高”，高血压、高血脂和高血糖可以经由减轻体重、修正日常生活习惯及饮食，加以改善及延缓病情恶化。

（1）减轻体重

如果有任何一种或多于一种的“三高”症状，又有体重超重，罹患疾病的风险会明显增加，因此减轻体重是维持健康的首要课题。减轻体重有助于降低血清总胆固醇浓度，甚至只需减少2.5～4.5公斤，就可以有显著改善。

减轻体重唯一的原理，就是进入体内的热量必须少于消耗的量。要减掉0.5公斤的体脂肪，饮食中必须减少摄取或是借由运动消耗3850卡的热量。用一星期来规划，平均每天减少摄取550卡食物热量，或多消耗550卡的热量，才可以减掉0.5公斤体脂肪。

（2）运动

运动对维持理想体重、正常血糖、血压和血清胆固醇都非常重要。没有足够运动时，血液中好胆固醇（HDL）浓度就会下降。一周内5～6天轻松步行30～45分钟，可使血压降10点。一周只需要3～4次40分钟的中等到剧烈运动，就可以降低血清总胆固醇浓度。

运动的目标应该定在每周150分钟，建议有氧活动（如步行、游泳、跑步或骑自行车）与重量训练（如轻量级举重）每日交替。一开始，每周进行3次20分钟的有氧运动，逐渐增加到每天60分钟。重量训练则由轻量级开始，重复来回10～15次。

（3）“三高”饮食建议

为了改善和维持血压的健康，饮食和高血压影响研究者提出“得舒饮食法（DASH）”。DASH是Dietary Approaches to Stop Hypertension的英文缩写，重点是减少日常饮食中钠的摄取量，同时增加各种富含钾、钙和镁等有助于降低血压营养素的食物。

Question-2

血栓可以越吃越小?

答：虽然某些食物具有稀释血液的特性，有助于防止血栓的形成，但单靠某几样食物效果有限，必须从整体的饮食及生活习惯来调整。

★原来如此

当血液、血小板、蛋白质和细胞黏在一起时，可能会在血管壁上或心脏腔室中形成血块，又称为血栓。当血栓形成栓塞阻碍血液流动，会导致严重的健康问题，必须立即处理。

要讲血液凝块成为血栓的成因，必须先从身体的凝血功能谈起。凝血是一种很重要的身体机制，它能够在受伤后，阻止过多血液的流失，并防止细菌由伤口进入，使伤口快速愈合。受伤时，血管内壁会变窄，减少流向受伤组织的血液流量，以限制血液流失。然后血浆中的血小板和蛋白质会附着在血管的受损区域，其中有13种凝血因子会凝固成团块以减少出血量。

通常在伤处愈合的同时，身体内会自然地溶解血块。有些时候即使没有来自外部的损伤，体内也会出现血块，因无法自然溶解而形成血栓。血栓可能导致相当危险的并发症，例如肺栓塞、冠心病或脑卒中等。若能及时发现，血栓是最容易预防的严重心血管疾病的血液状况之一。

血栓依发生的血管位置不同，分为静脉血栓和动脉血栓两种。静脉和动脉都是输送血液到全身的血管，具有不同的功能。

静脉血栓

静脉是将已耗尽氧气的血液从身体的各器官运送回心脏的血管。静脉中若形成不正常的血栓，会影响血液回到心脏，当血液堵塞在血栓阻塞处，会引起局部疼痛和肿胀。

深层静脉血栓（DVT，Deep Vein Thrombosis）是形成于身体主要或深部静脉中的血栓。大多数深层静脉血栓出现在小腿或大腿，但也可能发生在身体的其他部位，例如手臂或骨盆。当深层静脉中的血栓脱落并游离在血流中，松散的凝块称为栓子（小块血栓）。一个栓子可以经由心脏到达肺部的动脉，在那里它变成较大的血栓，妨碍血液流动。这是一种非常危险的状况，称之为肺栓塞。肺栓塞的典型症状包括突然呼吸困难、咳嗽、咳血和胸痛。

深层静脉血栓是种很常见的可预防死亡肇因，在美国每年影响多达90万人，且导致10万人死亡。根据美国疾病控制与预防中心的数据，患有深层静脉血栓的人当中，约有一半的人具有长期并发症，例如四肢肿胀、疼痛和肤色改变。

动脉血栓

发生在动脉中的血栓与静脉血栓不同。动脉将富含氧气和营养物质的血液从心脏输送到身体各部位。动脉血栓通常与动脉硬化有关，当血栓斑块使血管内部变窄时，会形成动脉粥样硬化。这类血栓斑块由血清胆固醇、血脂肪物质、细胞废物、钙和纤维蛋白（血液中的凝血物质）所组成。

当动脉内口径变窄时，强大的动脉肌继续迫使血液通过血管内壁开口，而产生压力，同时也会导致血栓斑块破裂。在破裂中释放的分子会引起身体反应，在动脉中形成不必要的血液凝块，使得组织和器官不再有足够的血液，或者根本没有血液送达。这种血栓通常发生在冠状动脉或心脏内部，引起心脏病发作或脑卒中。因此动脉粥样硬化是心脏病和脑卒中的主要原因，尤其是在西方国家。2016年，美国心脏病加上脑卒中的死亡人数，在十大死因总死亡人数中约占28.5%。同年，台湾地区约占19%[①]。

▶跟着营养专家这么做

代谢症候群与血栓形成有关。代谢症候群是一组（5项）容易导致心血管疾病的危险因子，当一个人具有其中3项或以上，便称为代谢症候群。代谢症候群不是一种疾病，而是病前征兆。修正饮食内容，维持理想体重，降低血清坏胆固醇和维持正常血压，减少体内发炎等，都是避免代谢症候群非常重要的必需条件。

一旦有血栓出现，就需要接受医疗护理。除了使用血液稀释剂外，通过修正饮食及日常生活方式，也可以减少血栓再形成的概率。以下将介绍如何在日常生活中预防或减缓血栓的形成。

形成代谢症候群的五项危险因子

代谢症候群危险因子	男性	女性
腹部肥胖	腰围超过 90 厘米	腰围超过 80 厘米
血压异常	高于收缩压 130 毫米汞柱 / 舒张压 85 毫米汞柱	
高密度脂蛋白胆固醇（HDL-C）	低于 40 毫克 /100 毫升	低于 50 毫克 /100 毫升
空腹血糖	高于 100 毫克 /100 毫升	
三酸甘油酯	高于 150 毫克 /100 毫升	

（1）采用地中海饮食

为了降低血栓形成的风险，日常饮食中应多摄取好的不饱和脂肪酸、足够的膳食纤维、丰富的蔬菜和水果。ω-3脂肪酸是帮助调节正常血液凝结的必需营养素，有助于预防脑卒中。避免会伤害健康的食品，包括人工合成甜味剂、添加代糖的无糖加工食品和无糖饮料、含糖饮料（高果糖玉米糖浆）、反式脂肪（例如烘焙食品）、精制碳水化合物和糖，并限制饮酒量。

2014年，医学网站Medline Plus上的一篇文章指出，地中海饮食（Mediterranean Diet）对动脉健康有益处。文章指出，采用地中海式饮食的成年人可以在5年内将心脏病和脑卒中的风险降低30%。西班牙纳瓦拉大学（University of Navarra in Pamplona）教授 Miguel Martinez-Gonzalez提出，地中海式饮食也益于改善周边动脉疾病。

地中海饮食起源于意大利、西班牙和地中海地区的其他国家，是一种公认的最益于心脏血管健康的饮食模式，强调增加鱼、海鲜、植物性食物，如天然全谷物、蔬果、豆荚类、坚果和好的油脂（ω-3脂肪酸）摄取；减少红肉、动物性食物和饱和脂肪酸、精制糖和盐的摄取，避免反式脂肪及高果糖玉米糖浆。如此一来，必定可以改善血压、血糖和血脂。

ω-3脂肪酸具有抗发炎的功效，能改善心血管疾病（心血管疾病也是体内长期发炎所致）。橄榄油和菜籽油，所含ω-3脂肪酸和ω-6脂肪酸的比例较高，是蘸食或烹调用油的首选。

所有的膳食纤维都有利于心脏血管的健康。富含可溶性纤维的食物，如燕麦、全谷类、水果、豆类和蔬菜，可以帮助降低血清中坏胆固醇浓度。

ω-3脂肪酸食物来源

种类	食物来源
鱼类	含油脂量高的鱼类，例如沙丁鱼、凤尾鱼、鲑鱼、鳟鱼、鲱鱼和鲭鱼
种子	亚麻籽、葵花籽、奇亚籽
蛋	蛋黄
坚果及各种豆类	核桃、菜豆、红扁豆、纳豆、黄豆
油类	菜籽油、红花油、橄榄油
蔬菜	牛油果、南瓜、球芽甘蓝、羽衣甘蓝、菠菜和沙拉生菜

（2）规律运动

保持身体规律活动量、血流顺畅，对减少血栓的形成非常重要。应定期运动，避免长时间不活动，保持身体的活动性。每天至少30分钟的规律运动，如果是低强度的运动，则需延长60～90分钟。坐的时间过长时，务必定期离座，四处走动伸展身体。

（3）戒烟

研究显示，吸烟或使用其他烟草制品，甚至电子烟，都会增加血栓形成的风险。因此戒烟势在必行。

（4）药物影响

有些药物可能会增加血栓形成的风险。这些药物包括用于停经期或停经后的女性荷尔蒙治疗药物、避孕药、血压控制药物和某些癌症治疗药物。请务必定期与医师核对，所服用的药物是否会对个人健康造成潜在的影响。

---

①2016年美国十大死亡原因排名前三的是：1.心脏病（23.4%）；2.癌症（22.5%）；3.脑卒中（5.1%）。台湾地区2016年十大死亡原因排名前四的是：1.恶性肿瘤（27.7%）；2.心脏疾病（12.1%）；3.肺炎（7.1%）；4.脑血管疾病（6.9%）。

Question-3

脂肪肝可以吃回去?

答：要逆转和改善脂肪肝，必须停止饮酒、修正饮食内容、适度运动，以维持理想体重及体脂率，让血清胆固醇和甘油三酯维持在正常范围内。

★原来如此

肝脏是人体第二大器官，具有代谢和解毒功能，肝脏含有一些脂肪是正常现象。当脂肪的代谢异常，过量的甘油三酯滞留在脂肪细胞的空泡中，脂肪含量超过肝脏重量的5%时，称之为脂肪肝。异常的脂肪积累会阻碍肝脏的正常功能。

脂肪肝普遍是饮酒过量和肥胖所导致的。但临床上发现，体重及体脂率偏低的脂肪肝患者，同时伴随血清胆固醇和甘油三酯偏高的现象。

脂肪肝有酒精型和非酒精型两种。酒精型脂肪肝是因酒精中毒和重度饮酒所致的肝脏伤害，使肝脏无法处理血液中的脂肪。只要停止饮酒，便可以使脂肪肝消退。在完全不喝酒的情况下，约6星期可以使脂肪肝症状消失。非酒精型脂肪肝的危险因子包括肥胖、高血脂、糖尿病、遗传、不当的快速减肥，以及某些药物的副作用，例如阿司匹林、类固醇、他莫昔芬（Nolvadex）和四环素（泛霉素）。

美国肝脏基金会指出，大部分脂肪肝出现在40～60岁的族群。近年来在亚洲地区或快速发展的国家中，男性罹患脂肪肝的比例是女性的1.8倍左右，且罹患脂肪肝的族群有明显年轻化的趋势，20～29岁已有30%的人有脂肪肝，另外年仅不到20岁的年轻人也有近20%患有脂肪肝。其原因包括肥胖、不良的饮食内容及生活作息，如摄取高热高脂饮食、生活压力大、熬夜、晚睡、缺乏运动等。

脂肪肝并不被视为疾病，但却是许多疾病的前兆。若没有及时改善肝脏脂肪的堆积，可能引起心血管疾病、代谢症候群等问题。如果又患有肝炎，可能会形成结痂，最终很可能会发展成肝硬化，甚至肝功能衰竭和肝癌。超过六成的动脉硬化及大肠癌患者有脂肪肝，超过五成的乳腺癌患者也有脂肪肝的现象。

通常脂肪肝没有症状，也不会导致永久性损坏，可以经由修正饮食和生活方式来逆转。脂肪肝不见得会出现肝功能指数异常，当指数接近上限值时必须加以留意。

▶跟着营养专家这么做

改善非酒精型脂肪肝最有效的方法是：修正饮食内容，运动，维持理想体重及体脂率，血清胆固醇和甘油三酯维持在正常范围内。尤其是饮食的把关，更是预防及逆转脂肪肝的首要条件。

多摄取好的油脂和优质蛋白质。例如含有ω-3脂肪酸的深海鱼及各种坚果，是很好的油脂来源；优质蛋白质则可由鱼、海鲜、家禽肉、豆类及豆制品、蛋、乳制品取得。维生素C及B族在油脂、糖类等营养素的代谢过程中扮演着极为重要的角色，肝脏要将多余脂肪代谢、运送出体外，就需要维生素B_1、B_2、叶酸参与运作。

减少摄取含反式脂肪、酒精、高热量、高油脂、高淀粉、精制糖的食品和饮料，如市售含糖饮料、糕点及面包。尤其是高果糖玉米糖浆，在肝脏中会转换成脂肪。另外应避免油煎或油炸的烹调方式。

晚间的饮食务必清淡。可增加全谷类、深色蔬菜和甜度低的水果（如柑橘类水果、苹果、浆果等），以增进身体的抗氧化能力、协助肝脏进行代谢和排毒。避免太晚进食晚餐，以免过剩的热量形成体脂肪，囤积在肝脏内。

Question-4

香蕉、洋葱、芹菜对降血压有效？

答：天然蔬果对健康都是有益的，都是维持正常血压的一部分，但不是唯一。

★原来如此

香蕉

钾能够制衡钠对血压的影响。增加钾的摄取量，会增加经由尿液排出的钠量。因此，建议高血压患者摄取含钾丰富的食物，这对维护血压正常很重要。一根中等大小的香蕉含有约420毫克的钾。成年人钾的每日建议摄取量为3500～4700毫克。

洋葱

洋葱含有的槲皮素是植物中常见的抗氧化剂，被视为天然的降血压剂。虽然研究人员试图确定槲皮素能降低血压，但目前的研究重点，仍着重在槲皮素对血管内皮功能、血管紧张素转换酶（ACE）活性以及脂质和糖代谢的影响这三项。因此槲皮素降血压的机制，至今研究仍不完整。

芹菜

芹菜具有一些独特的非淀粉多糖，包括Apiuman，在抗炎方面如保护消化道炎症，具有其重要性。芹菜除了含有众所周知的抗氧化剂，如维生素C和类黄酮之外，至少还有十几种其他类型的酚类抗氧化营养素，例如二氢萜类化合物（dihydrostilbenoids）、呋喃香豆素（furanocoumarins）等。这些酚类抗氧化剂有助于减少体内因脂肪氧化对血管壁造成的氧化损伤，进而防止消化道和血管内的发炎反应。

芹菜所含有的类黄酮含量在冷藏5～7天后会有明显变化，其中酚类抗氧化剂会大量流失，最好在食用前再切碎，以保存其营养素的效力。

煎或炸等高温烹调过程，会使食物中的糖和氨基酸产生反应，形成一种名为“丙烯酰胺”的潜在有毒物质。有一些动物研究发现，在摄入丙烯酰胺后，芹菜提取物能够保护消化道和肝脏。因此在食用煎或油炸的食物时，最好同时食用芹菜。

▶跟着营养专家这么做

香蕉、洋葱、芹菜都是对身体极为有益的天然蔬果，皆可视为维持健康血压的一部分，但面对高血压，应该要从整体的饮食、生活习惯来进行调整，而不是将某种食物视为灵丹妙药。

香蕉不是唯一富含钾的食物，半杯红薯也含有475毫克的钾，其他天然食材，如马铃薯、枣和牛油果等也含有丰富的钾。生洋葱的槲皮素含量远远超过烹煮过的洋葱。除了洋葱，羽衣甘蓝、苹果皮、浆果、柑橘类水果和茶等也都含有槲皮素这种具有抗炎功效的抗氧化剂。

三餐中增加水果、蔬菜、无脂肪或低脂（1%）乳制食品以及鱼的分量比例。从各种天然食材中，均衡摄取多元的营养素。配合规律运动，养成良好的生活习惯，并遵照医嘱用药，才是控制血压最好的方法。

有助于降低血压的生活方式

①减少咖啡因的摄取。

②限制酒精饮用量。

③避免加工食品。加工食品是现代饮食中钠的最主要来源。

④维持理想体重，即使仅减掉少许体重也可以改善血压。

⑤放松、静坐、瑜伽、呼吸练习都可以帮助降低血压。

⑥戒烟。

⑦运动。每天只需30分钟的适度运动，例如走路，对于维持正常血压绝对有所帮助。

⑧检视药物。与医师讨论目前所服用的药物，是否会导致血压上升。

Question-5

高血压患者可以吃代盐?

答：使用盐的替代品是短暂满足味蕾对食物的习惯。从长远来看，让自己习惯清淡口味，减少钠的摄取量才是良方。

★原来如此

钠在身体细胞内外水分的调节上是不可缺的电解质，因此在控制血流量和血压方面扮演着重要的角色。然而摄取过多钠盐会导致体液滞留，血液体积量增加致使血压上升。

钠的主要来源是食盐和各式各样的调味品及加工品。盐的主要成分是氯化钠，其中约有40%是钠。

一茶匙食盐的钠含量约为2325毫克，而美国心脏协会建议钠的摄取量每天不超过2300毫克。对于大多数成年人来说，理想的建议量是每天不超过1500毫克，尤其是患有高血压的人，即使每天减少1000毫克，也可以改善血压和心脏健康。

减少钠盐的摄取可使血压下降，这是高血压防治最基本的建议。代盐（又称低钠盐、钾盐）是用钾代替调味盐中的钠，也就是以“氯化钾”代替“氯化钠”。钾有助于降低血压。使用代盐，不但可以减少钠的摄取，还能增加钾，再加上口味与正常食盐相似，因此对高血压患者来说，用代盐取代钠盐，似乎是一个选项。

但并不是每个人都可以使用氯化钾代盐。若患有肾脏疾病、心脏病，或正在服用某些降血压药物，大幅增加钾的摄取量可能是有害的。使用代盐替代钠盐之前，务必咨询医师或相关医疗人员。

此外，虽然限制钠的摄取量对血压的控制极为重要，然而并非只要减少饮食中钠的摄取量，就可以明显改善高血压，改善的效果会依个人对钠的敏感度而有所差异。

血压会突然升高的高血压类型，可能是对钠敏感。高血压患者中大约有一半的人对钠敏感，其中又以非裔美国人和年龄大于65岁的族群尤为常见。

▶跟着营养专家这么做

钠存在于许多食物和食品中，包括奶酪、海鲜、意式黑橄榄、部分豆类、食盐、海盐和某些药物，尤其是大部分的加工食品，钠盐含量极高。现代饮食追求精致美味，日常饮食中有很多高盐分的食物陷阱，经常一不小心就摄取过量。2016年，台湾地区的营养调查结果显示，男性钠的平均摄取量是建议量的2倍，女性为1.5倍。

想要减少日常饮食中钠的摄取量，使用钠盐的替代品——代盐，仅是满足味蕾对食物的记忆——效果很短暂，长远的做法是养成清淡口味。建议尽量减少外食，使用新鲜的当季食材，品尝食物的原味，或者用香料、葱、姜、蒜、水果、醋来调味。

Question-6

特级初榨橄榄油可以保护大脑免于阿尔茨海默症?

答：维护脑的健康饮食中，除了多吃橄榄油以增加ω-3脂肪酸的摄取量外，同时须减少饱和脂肪酸，且避免反式脂肪。

★原来如此

阿尔茨海默症是一种与年龄有关且不可逆的神经退化性病症，其特征在于进行性的记忆丧失和认知能力下降，影响一个人的思想、记忆和语言，终至痴呆。美国有500万病例，全世界有4400万病例。预估到2050年，病例将增至两倍。2015年，美国花费在此病上的成本超过2000亿美元，全球则超过6000亿美元。大约只有5%的阿尔茨海默症病例是因脑中淀粉样β（Amyloid-β）异常升高、沉积在脑的相关基因突变所造成的，其余95%的病因尚不清楚，迄今尚无有效的治疗方法。

因此，近年来对阿尔茨海默症的研究越来越转向于预防和远离治疗。若是延迟阿尔茨海默症的发病一年，可以显著减少新病例，且实施有效的预防措施，亦可以节省大量相关的医疗费用。

流行病学和临床研究一致认为，地中海饮食可降低轻度认知功能障碍和阿尔茨海默症发生的风险。与世界其他地区相比，地中海地区族群饮食中摄取相当多的特级初榨橄榄油。2017年的一项研究显示，食用特级初榨橄榄油，可以改善受试小老鼠的学习和记忆能力，并且逆转老年老鼠与年龄相关的功能障碍。研究者认为是特级初榨橄榄油所含的酚类化合物的抗氧化能力可防止这些动物与年龄相关的脑氧化，以及其他相关性疾病。

细胞减少自噬①被怀疑是阿尔茨海默症的开始，而橄榄油可以使脑的神经元连接保存更好，并可减少脑部发炎及活化“神经细胞自噬”。由于自噬的激活，记忆和突触完整性得以保留，同时可去除细胞内的碎片和毒素，这种碎片和毒素是阿尔茨海默症的诊断指标。特级初榨橄榄油似乎可以保护记忆和学习能力，并减少大脑中β淀粉样蛋白斑块和神经原纤维缠结的形成，这些都是阿尔茨海默症的典型特征。

但这些橄榄油的效用研究都来自小老鼠，至今仍无人体研究。

▶跟着营养专家这么做

同型半胱氨酸（Homocysteine）是一种具有毒性的氨基酸，血液中含量高的人罹患阿尔茨海默症的风险是普通人的两倍。在动物蛋白质摄取量高的族群中，血液中同型半胱氨酸浓度往往较高；反之，水果和绿叶蔬菜含有丰富的叶酸和其他维生素B族，可以帮助身体降低血同型半胱氨酸浓度。因此，减少摄取动物性蛋白质和增加植物性食物，有利于健康，也有助于预防或抑制阿尔茨海默症的发展。

地中海饮食是一种被公认为有益健康的饮食法，可以预防各种慢性疾病。阿尔茨海默症也是种发炎征兆，地中海饮食则是抗发炎饮食。使用大量的橄榄油是地中海饮食的一项重点。特级初榨橄榄油含有丰富的具抗氧化作用的Oleocanthal，这是一种独特的抗炎剂，也被证实益于心脏血管和抗癌作用。关于特级初榨橄榄油摄取的最佳剂量，及有益效果所需的最小剂量是多少，专家学者至今仍无共识。

另一项被推崇的饮食为麦得饮食（MIND）（Mediterranean－DASH Intervention for Neurodegenerative Delay Diet），同时采用地中海饮食和得舒饮食，研究结果显示可以延迟53%阿尔茨海默症的发病（地中海饮食请参见128页，得舒饮食请参见124页。）

要确保脑的健康，不仅要由摄取橄榄油增加ω－3脂肪酸，同时须减少饱和脂肪酸，远离反式脂肪。

---

①自噬：生物体内正常的生理过程之一，即经由蛋白质分解和坏死细胞的转换更新，来维持稳定生态或正常功能以形成新的细胞。

Question-7

癌症患者不能吃得太营养，否则肿瘤会长得更快?

答：没有任何科学研究证明，癌细胞可以被饿死。癌症患者该忧心的不是太营养，而是食物中毒以及不健康的加工食品。

★原来如此

癌细胞与正常细胞最重要的差异是，正常细胞在成熟之后会发展出特定功能，形成各司不同功能的各类型细胞，但癌细胞并不具有正常细胞的特殊或专职性。人体细胞会按正常程序死亡或凋亡，以去除体内不需要或异常的细胞，但癌细胞并不依循正常细胞应有的分裂和凋亡的信号和过程。癌细胞可以诱导正常细胞围绕肿瘤增生新血管，提供给肿瘤氧气和营养物质，同时还可以排除肿瘤中的废弃物。

人体的免疫系统通常会将身体中有害、受损或异常的细胞排除，但有些癌细胞长期在体内逐渐进化出许多不同机制，避开免疫系统的追杀，进而侵入或潜藏在免疫系统中。健全的免疫系统可防卫身体免于发生生理失控现象，但癌细胞却可使免疫系统丧失杀死癌细胞的防御能力，甚至也可以利用免疫系统保持其活力和生长。

有些癌症患者甚至医疗人员相信癌细胞可以被饿死，采取严格限制饮食或素食，因为他们相信“癌症患者不能吃太营养的食物，否则会使肿瘤癌细胞增长更快”。然而没有任何科学依据证实癌细胞可以被饿死，或是随着营养太好，体内的肿瘤细胞会加速生长。

肿瘤细胞在凋亡终结之前，会不断地从正常细胞吸取营养，即使病人已经处于营养不良的状态，癌细胞仍会继续增长。若置身体于饥饿状态，只会耗尽病人体内维持基本所需的营养素，丧失正常的免疫功能，而加速病情恶化。

虽然研究显示，癌细胞比正常细胞消耗更多的葡萄糖，但没有研究证实吃糖会直接导致癌症恶化，或是停止吃糖可使肿瘤缩小或消失。但高糖饮食的确会导致体重增加，而肥胖会增加罹患某些类型癌症的风险。

饱和脂肪酸是动物脂肪，在室温下呈固体状，例如黄油、猪油及肉类中可见的肥肉。常摄取高量动物性脂肪，虽不会直接导致细胞突变成为癌细胞，但会使已经病变的癌细胞快速增长。高脂肪食物所含的热量也较高，也可能导致超重和肥胖，这与许多类型癌症的罹患概率有密切关系，且会使某些癌症治疗后复发的风险增加。

研究显示，摄取过量的高饱和脂肪酸，会增加前列腺癌的死亡率；反之，另一项研究证明，增加单不饱和脂肪酸的摄入量，可以降低前列腺癌的死亡率。许多研究很明确地证实，摄取过多的饱和脂肪酸，会导致血清坏胆固醇上升。这对有心脏病风险的癌症幸存者来说，是致命的危险因子。反式脂肪比饱和脂肪酸更不健康，更应该避免。

▶跟着营养专家这么做

美国癌症协会的研究结果显示，癌症患者的热量摄取应该比一般人多出20%。研究证实，营养状况良好的癌症患者比起营养不良者，治疗和愈后的耐受性、存活率及生活质量都更好。

由此可知，修正饮食对预防癌症非常重要。良好、均衡的饮食模式，可以减缓癌细胞的恶化过程。癌症患者该避免的不是太营养，而是食物中毒以及不健康的加工食品。

避免食物中毒

癌症治疗过程中，尤其是化学疗法会明显削弱免疫系统。当免疫系统变弱时，应避免病菌数可能超量的不安全食物，所以食物需要经过安全处理。以下介绍施行要点：

①准备食物及进食之前，务必要洗手。

②蔬菜和水果必须彻底清洗干净。

③食物必须保存在适当的温度下，热食应在60摄氏度以上，冷食应在4摄氏度以下。

④生肉、鱼、家禽和鸡蛋必须分开处理。

⑤彻底清洗用过的餐具、台面和砧板，以及与生肉接触过的海绵或抹布。

⑥肉类、家禽、海鲜必须彻底煮熟，甚至在食用前，以食物温度计检测

肉内部的温度。

⑦忌吃未经处理过的蜂蜜、牛奶和果汁，选择经杀菌过的产品，并储存在冰箱或冷冻库（低于4摄氏度）以避免细菌的滋生。

⑧避免吃沙拉、寿司，以及未煮熟的肉、鱼、贝壳类海鲜、家禽和鸡蛋。这类食物容易被细菌污染。

避免加工食品

食品加工的过程中，会加入或生成一些可能会致癌的物质，最常见的有下列13类，在日常饮食中，务必尽可能排除。

（1）微波炉爆米花

微波炉爆米花所使用的纸袋，内层含有一种名为全氟辛酸（PFAO，Perfluorooctanoic acid）的有毒物质，这种物质也普遍存在于含铁氟龙处理的不粘锅表面。它与肾脏、胰脏、肝脏、睾丸、膀胱等器官的癌细胞生成及不孕有关。至于玉米本身，许多厂商在制作过程中会添加玉米油及防腐剂，后者与胃癌及皮肤红疹有关。

（2）西红柿罐头

大部分罐头食品已被塑化剂双酚A（BPA）污染，这会导致基因突变。尤其西红柿罐头最为严重，因为西红柿浸泡在酸性液体中，铝罐容器内层涂面上的BPA会渗入西红柿原料中。务必要避免儿童摄取任何被 BPA污染的食品。食用以加工过的西红柿为食材的菜肴如意大利式餐点时，请采用玻璃瓶装的西红柿加工产品。

（3）加工肉类

例如香肠、火腿、热狗、培根、熏肉等含盐量极高，且含有亚硝酸盐。动物实验已证实亚硝胺会致癌。当亚硝酸盐转变为亚硝胺，对人体也可能会致癌。

（4）人工饲养的鲑鱼

养鱼场饲养鲑鱼，有时会使用抗生素、杀虫剂及不明的化学物，这些可能会造成细胞病变。人工鲑鱼也可能被多氯联苯和汞污染。

（5）马铃薯或洋芋片

含高油脂，甚至含有会导致血清坏胆固醇上升的反式脂肪，此外盐、人工调味料、防腐剂以及人工合成色素的含量都很高。再者为了增加薯片脆度，含有的丙烯酰胺（Acrylamide）是致癌物质，香烟当中也含有此成分。

（6）原料中使用氢化油（Hydrogenated oil）

烘焙食品、饼干及各种酥脆零食等经常用氢化油（也就是反式脂肪）来延长保质期和改善食品外观。这类食品同时含高量的ω-6脂肪酸，摄取ω-6过多会诱导身体发炎，影响健康。

（7）腌渍食品

含盐量极高，对生理绝对造成负面的影响。

（8）高度加工的白面粉

在加工漂白过程中使用氯气，且过度加工的精制面粉容易让血糖起伏很大。

（9）转基因农产品

例如转基因玉米、马铃薯、谷类和黄豆，生长时经过了化学品的处理。至今，医学上尚无肯定的科学证据，证实转基因生物体（GMOs）会影响免疫系统，导致身体发炎，及造成脑部和肝脏伤害，但其潜在的负面影响仍不排除。

（10）含高量精制糖的食品

例如糖果、蛋糕、饼干、汽水、可乐及各式甜点，大都含有身体无法自然代谢掉的高果糖玉米糖浆。

（11）人工合成甜味剂

虽不含热量，但仍然会使体重上升及导致糖尿病。最常用的阿斯巴甜（Aspartame）也会让人想吃更多的甜食，且在分解后对胃产生毒性。

（12）酒

适量没有问题，但过量会增加口腔癌、食道癌、肝癌、直肠癌、结肠癌及停经女性乳腺癌的发病率。

（13）红色肉类

和饮酒一样，适量没有问题，但摄取过量的红色肉类，例如牛肉含有大量的饱和脂肪酸，可能会增加患直肠癌与前列腺癌的概率。

尽量避免依赖静脉营养输液

当癌症患者食欲不振、无法摄取足够的食物时，不少癌症患者或家属认为，静脉营养输液可以补充身体需要的营养。事实上，长时间不由口腔、肠胃道摄取食物，会发生肠黏膜和绒毛萎缩，引起肠道菌生态失衡，阻碍肠黏膜屏障功能，容易引起感染。经由肠胃道摄取、消化和吸收食物，是一种自然且非常重要的营养补充过程。许多研究证实，通过肠道给予营养，是最安全有效的营养支援渠道，可以避免导致营养失调的各种原因。除非是肠胃道系统功能丧失，否则不要轻易依赖静脉营养输液。

癌症幸存者的生理状态及治疗方针，个别差异极大，不要轻易采信偏方及网络上非专业的信息。非专业人士更不要随意给予建议，即使出于善意也很可能会在误导中造成遗憾。

Question-8

豆制品吃太多容易导致痛风?

答：食用豆制品与痛风无关。

★原来如此

痛风是嘌呤代谢紊乱引起的代谢性疾病。嘌呤是RNA和DNA的组成成分，体内所有细胞都含有嘌呤，但它在人体内没有特殊功能。体内的嘌呤和食物中摄取的嘌呤会造成血液中的尿酸过量，当肾脏无法及时排泄尿酸时，会导致血液中尿酸浓度上升。尿酸浓度上升并不会立即导致痛风，直到形成尿酸单钠或微小的锯齿状尿酸晶体，沉积在关节、肌腱和周围组织的关节软骨上时，才会引起疼痛、发炎和肿胀，导致痛风。

当这些发生在脚大拇指时，也被称为足痛风。如果只有一个或几个关节受到影响，通常在脚大拇指、膝盖或踝关节，为急性痛风。如果多个关节反复发作疼痛和炎症，导致关节受损且影响或丧失活动，即会演变成慢性病。

有些嘌呤可以在体内形成，是人体生理化学作用的一部分，此外蛋白质食物在消化代谢后也会产生嘌呤。肾脏会将嘌呤转换为尿酸，经由尿液排出体外。当肾脏功能有缺陷（如洗肾者）时，体内可能会出现高尿酸浓度，从而引起痛风。

痛风风险高的人，也就是血液嘌呤浓度高者，必须限制含嘌呤丰富的食物，例如肉类、海鲜、肝、肾、凤尾鱼、沙丁鱼、贻贝、培根、扇贝和啤酒。

黄豆因为蛋白质含量丰富，被误认为是高嘌呤的食物，会使血液中尿酸上升而导致痛风，甚至可能引发急性发作。事实上，植物性饮食通常嘌呤含量低于动物性食品。某些豆类如四季豆、鹰嘴豆和绿豆，以及豆腐等豆制品，含有的嘌呤浓度仅为低至中等水平。

2004年的一项研究结果确认，摄取嘌呤浓度较高的肉类和海鲜，尤其是贝壳类，会提高血尿酸浓度及痛风罹患风险，但摄取含嘌呤丰富的蔬菜类或植物性蛋白质，并不会提高痛风罹患的风险。因此，摄取豆类食物与痛风无关。

▶跟着营养专家这么做

如果有严重痛风造成的疼痛，除了药物治疗外，控制血压和糖尿病可以帮助减少痛风突发，修正饮食和生活模式亦可以减少痛风发作。以下介绍施行要点。

（1）食用植物蛋白质代替动物蛋白质

蛋白质食物在消化代谢后会产生嘌呤，所以痛风患者要留意蛋白质来源。每公斤猪排含有175毫克嘌呤，而豆腐含有68毫克。因此，建议采用植物蛋白质代替动物蛋白质。

豆腐蛋白质含量高，嘌呤含量低，是良好的植物蛋白质来源。黄豆含有丰富的植物蛋白质，包括身体无法制造的必需氨基酸，同时是膳食纤维、多不饱和脂肪酸、维生素和矿物质的重要来源，建议增加黄豆食品摄取量。

脱脂或1%低脂牛奶或低脂乳制品是嘌呤含量低的优质蛋白质食物。少量无盐杏仁或核桃坚果、带荚毛豆、花生和花生酱也是很好的植物蛋白质来源。

含有嘌呤的蔬菜有芦笋、牛油果、花菜、菠菜、蘑菇等，其中豆类有青豆、扁豆、干豌豆、黄豆等，此外还有花生、燕麦片、麦麸和小麦胚芽等。这些虽被认为是高嘌呤食物，但是适量的植物性蛋白质并不会引发痛风发作。

（2）降低尿酸浓度

每天饮用2～3升的水，将尿酸经由尿液排出体外，有助于降低血液中尿酸浓度。樱桃、蓝莓和草莓等浆果含有很丰富的抗炎花青素，也有助于降低尿酸浓度。浆果颜色越深黑，受益越多。每天一到两杯咖啡，利尿的同时也可能降低痛风风险。

（3）避免高嘌呤的食物

·**肉**：大多数动物肉含有嘌呤，尤其是猪肉、内脏、鹅肉。减少脂肪摄取，可选择吃瘦肉，每天摄取量不超过225克。

·**鱼**：脂肪含量高的鱼，如凤尾鱼、鲱鱼、鲭鱼、沙丁鱼，都是含有高嘌呤的鱼类；鲑鱼、金枪鱼等则含有适量的嘌呤。此外，日式料理中的鱼子酱和鱼子含高量嘌呤，必须避免。

·**甲壳、蚌类**：牡蛎、蚬、虾、螃蟹、龙虾等。

· **加工食品**：避免饮用含有高果糖玉米糖浆的甜饮料，如可乐、雪碧等碳酸饮料。烘焙加工食品如面包也要避免。生菜沙拉酱、水果罐头和某些冰激凌，这些食品可能会刺激身体产生更多的尿酸，增加痛风风险。

· **酒精**：含酒精饮料尤其是啤酒，会使痛风病情加重。若饮用过多也会导致痛风发作。

（4）减轻体重

肥胖会导致身体尿酸量增加，遵循均衡的饮食习惯慢慢降低体重，可以帮助减轻症状。但在一周内以不适当的方法，快速减掉超过半公斤至一公斤体重，可能会引发痛风发作。采用高蛋白、低糖减肥饮食例如生酮饮食，可能会使痛风病情恶化。

第六章

保健食品的正确吃法

每个人都需要定期排毒？

护肝健康食品可以护肝吗？

无麸质食品比较健康？

抗氧化维生素或矿物质补充剂可以抗癌？

服用软骨素、胶原蛋白，可以补充因损伤、老化而流失的软骨？

Question-1

每个人都需要定期排毒？

答：摄取足够的水分和膳食纤维，确保每天都正常排便，才是真正的排毒。

★原来如此

市面上贩售的种种排毒疗程和产品，让人以为可以借此冲洗除掉身体内的有害物质，让体内器官有个干净的环境。事实上，这是一个伪医疗概念的骗局，目的在推销产品。

人体内的毒素主要来自外在环境污染和进入体内的食物和药物。无论生活环境多干净，几乎每个人都有一些毒素积聚在体内。2010年，美国疾病管制与预防控制中心的报告发现，人体血液或尿液中含有212种化学物质，其中75种化合物以前从未在美国人中发现过。这些化学品包括：

- **丙烯酰胺**：食物在高温下烘烤或油炸时形成，且是香烟烟雾中的副产物。
- **砷**：存在于许多家居建筑材料中。

· **酚包括双酚A**：存在于塑料、食品包装、环氧树脂及三氯生（牙膏和香皂等个人护理产品中的抗菌剂）之中。

· **高氯酸盐**：存在于飞机燃料、爆炸物和烟花之中。

· **全氟化学品**：来自不粘锅等烹调炊具。

· **多溴二苯醚**：存在于床垫中的阻燃剂中。

· **挥发性有机化合物（VOC）**：存在于油漆、空气清新剂、清洁产品、化妆品、室内装饰织物、地毯、干洗剂、木材防腐剂和脱漆剂中。

长年累月地暴露在这些化学物质中，这些毒素可能会积聚在人体的血液、尿液和组织中，甚至积累在脂肪组织中，对人体造成潜在的威胁。虽然体内肝脏和肾脏两个器官能够处理许多化学物质和毒素，并排出体外，但当肝脏和肾脏功能不正常，或者饮食不当，无法有效处理毒素时，就会引发健康问题。

食物在消化代谢之后的废物和肝脏中的毒物，会以粪便和尿液的形态排出体外。简单地说，就是人体时时刻刻都在排毒。粪便中所具有的毒素滞留在体内时间较长（12~24小时），因此，摄取足够的水分和膳食纤维，确保每天都正常排便，才是真正的排毒。

▶跟着营养专家这么做

正常的排便对健康极度重要。养成每天观察自己排便状况的习惯，以及粪便颜色、气味和下沉速度，来判断是否已从蔬菜水果中摄取足够的膳食纤维，这是需要从小教导的自我养护的第一步。

若粪便的颜色太深且有明显异味，下沉速度很快，无法浮在水面上，表示粪便滞留在体内时间过长，使得密度增加。有便秘问题的人，除了膳食纤维摄取量不足之外，原因还有摄取的食物过于精致，消化之后没有残渣，或大肠蠕动的信号较微弱。在没有摄取任何食物的情况下，肠道当然不会明显蠕动，所以不要轻易省略任何一餐，尤其是早餐。给自己充分的时间摄取含有丰富营养素及膳食纤维的早餐后，也要给身体充分的时间和空间，去感觉肠道的蠕动。

膳食纤维是人体无法分解吸收的重要营养素，主要功能是维持正常排便。建议男性每日需要35克膳食纤维，女性需要25克膳食纤维，以减少某些疾病的风险。

摄取膳食纤维丰富的食物和足够的水分，可有效刺激肠道蠕动，是最安全的排毒方法。长期滥用市面上以腹泻的方式排便的排毒商品，不仅会养成依赖性，还会使得肠道益生菌流失。

Question-2

护肝健康食品可以护肝吗？

答：即使某些护肝健康食品声称对肝脏有益，但也潜在破坏肝脏细胞的成分，并干扰毒素的分解。

★原来如此

肝脏是处理身体内废物的净化工厂，可以识别有毒物质，并在毒素进入血液循环或造成损伤之前，将其转换为可排出体外的无害物质。为了确保血液的干净及流动顺畅，需要在体内营造一个健康的环境，帮助肝脏发挥最佳功能。

一个成年人的肝脏重量超过1.36公斤，位于腹部的右上方，肋骨下方，与胆囊、胃和脾脏等其他器官相互运作。肝脏内，有一种由肝小叶组成的特殊类型组织，可输送血液，让肝脏与其他消化器官沟通，接受有关营养素浓度、药物、重金属或有毒物质等的威胁信息。

肝脏主要负责调节血液供应，包括血液的储存、凝结、分解，及受损血液细胞的清除。不论是有害物质还是死掉的细胞抑或侵入细菌所释放的毒素，都会被肝脏分解，在危害身体之前，经由血液除去。所以有肝脏的把关，才能确保由血管、静脉和毛细血管运送到全身细胞的血液含有氧和营养，且不具有毒物质。

市面上的护肝健康食品各式各样，例如抗氧化维生素，包括维生素C、维生素E、β-胡萝卜素，以及矿物质锌和硒；可以帮助酒精代谢的维生素B族；可以清洁肝脏的草药，例如奶蓟、蒲公英根和五味子，可能有助于保护肝脏细胞，同时排除体内的毒素。

然而，至今并没有足够的科学证据证明奶蓟是否有助于肝脏健康。虽然早期有少数研究表明，奶蓟对工业毒素如甲苯和二甲苯所造成的损害，以及与酒精相关的肝损伤或许有帮助，但也有其他研究得出相反结果，称这些人的肝脏功能并没有改善。

即使某些保健食品声称对肝脏有益，但潜伏在保健品中的毒素、食品添加剂等，反而可能具有可破坏肝脏细胞的成分，也可能干扰肝脏对毒素的分解。

▶跟着营养专家这么做

肝脏功能维护的两大原则：减少毒素进入和充分睡眠。每一个人都可以经由生活以及饮食习惯的调整，做到一定程度的自我保护，例如避免毒品、不安全性行为，或者少吃生贝类等，这些都有助于保护肝脏避免发炎。

每天饮用6~8杯水，吃大量新鲜蔬菜水果和全谷类，减少油炸食品、动物性脂肪、糖和咖啡因的摄取，可减轻肝脏负担。避免来路不明的营养补充剂、药物、酒、香烟、电子烟、雾水烟和其他烟类等，都有助于保持肝脏的最佳状态。

Question-3

无麸质食品比较健康?

答：对没有乳糜泻等消化问题的人，无麸质产品并不意味着比一般含有麸质的小麦产品更健康，若长期采用无麸质饮食，可能会导致一些营养不足的问题。

★原来如此

麸质是一种存在于小麦、黑麦和大麦中的蛋白质，又称为面筋。有麸质过敏的人，必须选择无面筋（无麸质）饮食。因为麸质会刺激麸质过敏者体内的免疫系统，损伤小肠内膜，引起过敏反应，包括乳糜泻、非乳糜泻麸质敏感和小麦过敏。

乳糜泻（Celiac）

在美国有超过30万（约1%）的人患有乳糜泻，即使是极少量（50毫克）的麸质蛋白质（大约一小片加在沙拉中的烤面包脆片），都足以引发免疫反应，随着时间的推移而损害小肠内膜，干扰食物中营养素的吸收，引起许多症状并导致其他问题，例如生长迟缓、骨质疏松症、不孕症、神经损伤和癫痫。

非乳糜泻麸质敏感（Non-Celiac Gluten Sensitivity）

另一种称为麸质敏感或非乳糜泻麸质敏感的相关病症，可能有与乳糜泻类似的症状，但没有肠内膜损伤。与乳糜泻相似的症状包括：腹痛、腹胀、腹泻、便秘、皮肤红疹或头痛。

小麦过敏（Wheat allergy）

与其他食物过敏一样，免疫系统将麸质或其他存在于小麦中的蛋白质，误认为类似病毒或细菌的致病因子，从而对麸质蛋白质产生抗体，促使免疫系统产生反应，可能导致充血、呼吸困难和其他症状。

无麸质饮食是在饮食中排除所有含有麸质的食物。虽然对于乳糜泻患者来说，采用无麸质饮食是必须的，但对没有乳糜泻等消化问题的人，采用无麸质饮食可能反会导致一些营养不足的问题。

许多无麸质产品的膳食纤维含量极低，采用无麸质的食物，会减少膳食纤维的摄取。再者，营养素强化面包和谷物已成为现代饮食中维生素B族的主要来源。

尽管用白米、木薯粉和其他无麸质面粉制成的面包越来越普遍，但通常没有添加维生素B族加以强化。这对任何人都会是个潜在问题。尤其是已经怀孕或准备怀孕的女性，因为怀孕过程中需要足够的叶酸（属于维生素B族）以防止胎儿神经缺陷。

食用加工过的无麸质替代食品，反而有可能导致体重增加，因为无麸质产品可能会用单位热量高的原料来替换，如加入坚果或干果，以帮助凝聚成形。

原本无麸质食品仅存在于健康食品店内，而今随处可见标示“无麸质”的产品，甚至许多餐馆也提供无麸质餐点。由于市场及媒体宣传，许多人即使根本没有麸质过敏问题，也开始采用无麸质饮食来减肥、增加能量，或者自我感觉更健康。

然而大多数关于无麸质饮食的临床研究，都是在乳糜泻患者身上进行的，因此没有无麸质饮食是否有益于一般族群的临床证据。真相是，标示为无麸质的产品，并不意味着比一般小麦产品更健康，再加上无麸质产品价格比较昂贵，买了恐怕也只是浪费钱。

▶跟着营养专家这么做

对麸质蛋白质敏感的人来说，重点是避免摄取含有麸质的食物及制品，而不是购买无麸质的加工产品。无麸质饮食中可食用的谷物、淀粉，包括葛根、荞麦、玉米和玉米粉、亚麻、小米、藜麦、白米饭、高粱、黄豆、木薯（木薯根），以及采用大米、黄豆、玉米、马铃薯、豆子制作的无麸质面粉等。

购买加工食品时，必须阅读标签上的谷物名称，以确定是否含有麸质。含有麸质的谷物，包括小麦、大麦、黑麦或黑小麦。虽然天然燕麦不含麸质，但在生产过程中可能会受到小麦、大麦或黑麦的污染。燕麦和燕麦产品标记无麸质，并不代表没有交叉污染，一些乳糜泻患者仍无法耐受无麸质标记的燕麦。谷物的交叉污染可能发生在农田间、收获期间、运输过程中及其他任何环节。

务必将无麸质食物分开储存。在准备食物时，也必须彻底清洗烹调器具，并使用单独器皿。例如制作无麸质面食，勿与一般面食使用同一个挤压器，或使用相同的面食钳，要分开准备。甚至需准备专用的烤面包机，且记得清洁微波炉。

小麦或小麦麸质也会被制成增稠剂或黏合剂添加至产品中，以调味或着色。阅读加工食品的标示，以确定是否含有小麦、大麦和黑麦等原料成分。

除非标示用玉米、大米、黄豆或其他无麸质谷物所制成，麸质蛋白质敏感者应尽可能避免食用下列食物：

啤酒、面包、碾碎的干小麦、蛋糕和派、糖果、早餐谷物、松饼、饼干和脆饼、油炸甜甜圈、炸薯条、肉汁、素肉或素海鲜、麦芽、调味料和其他麦芽制品（大麦）、意大利面、热狗和三明治肉片、色拉酱、酱汁、酱油、调味的零食（洋芋片和玉米片）、浓汤、肉汤或速成汤粉、含调味包的冷冻蔬菜、药物和营养补充剂[①]。

无麸质食品的标示方法

根据美国食品药品监督管理局的规定，被标记为无麸质的食品含有的麸质必须少于百万分之二十，相关食品标签包括“天然无麸质成分”“不含麸质成分的制备食品”“在生产过程中未与含麸质成分的食物产生交叉污染”“含麸质成分的食物，已从产品中去除”等。

例如采用葡萄或浆果制成的酒精饮料，可以标记“天然无麸质成分”。

若是由含麸质的谷物制成的酒精饮料，可以加上标签，说明饮料被加工、处理或精制以除去麸质，就代表为无麸质，但是该标签也必须声明，可能含有一些麸质，含量不确定。

---

①有些处方药和非处方药，以及营养补充剂会使用小麦麸质作为结合剂。若是营养补充剂含有麸质，必须在标签上注明“小麦”。

Question-4

抗氧化维生素或矿物质补充剂可以抗癌？

答：没有研究证实，服用抗氧化维生素或矿物质补充剂，可以降低罹患癌症的风险。

★原来如此

天然食物或植物中所含的物质具有抗氧化功能。抗氧化剂包括维生素C、维生素E、类胡萝卜素和许多植物化学物质，它们广泛存在于黄、红、紫色等各种颜色的蔬菜和水果中。

细胞内的氧化化学反应会对细胞造成损伤，而植物性食物所含有的抗氧化剂在这种损坏性的氧化过程中，扮演某些保护的角色，也因此被认为有助于预防癌症。

然而，仍然没有足够的研究证实，服用抗氧化维生素或矿物质补充剂可以降低罹患癌症的风险。事实上，癌症患者若忽视正常的食物摄取，而只是购买高价的抗癌食品，甚至过量服用补充剂，不但没有好处，反而会造成伤害。

市面上销售的营养补充剂，只着重放大某一个营养素的效用。而天然蔬菜水果所含有的营养素更全面、多元，其营养价值远远超过合成的营养补充剂化合物。

况且，单一成分并不能维持整体生理体系的健康。健康由许多部分组成，生理功能只是其中的一小部分，且单是生理功能就需要至少54种来自天然食物的营养素来维持。建议还是在三餐中摄取各种天然食物，才能满足身体所需，维持健康。

▶跟着营养专家这么做

最好摄取富含抗氧化维生素或矿物质的天然食物，而不是吞服补充剂。许多癌症专科医师也认为，过量服用抗氧化维生素或矿物质补充剂，反而可能会干扰治疗效果，甚至使得治疗效果变差。

抗氧化剂或其他补充剂在化学治疗或放射治疗过程中，是有益还是有害，至今仍无明确的科学依据。若要服用，最好请医疗保健专业人员，依个人生理条件来加以规划或提供建议。癌症病患若服用营养补充剂，应避免超过该营养素的每日所需量，且在服用大剂量维生素、矿物质或其他补充剂之前，必须咨询医师和营养师。

维生素剂量即使不足以引起毒性效应，也可能会对整体治疗产生不良的影响。几项大型研究发现，服用维生素E补充剂的人，并不会比没有补充维生素E的人长寿，甚至会提早死亡，特别是因心脏功能衰竭。

多吃含有丰富天然抗氧化剂的蔬菜水果，可以降低罹患某些癌症的风险。癌症病患也可能会复发，或出现罹患其他类型癌症的风险，建议每天都要吃各种富含抗氧化剂的天然食物。

Question-5

服用软骨素、胶原蛋白，可以补充因损伤、老化而流失的软骨？

答：口服补充剂不可能在有效时间内，分布到软骨和皮肤的结缔组织中。

★原来如此

软骨是一种具有弹性的光滑组织，如有弹性的橡胶垫，覆盖并保护着长骨尾端关节连接处，也是肋骨、耳朵、鼻子、支气管和椎间盘等器官和组织的主要成分。它是由软骨细胞利用胶原蛋白、蛋白质和糖形成的一种具有弹性的结缔组织，胶原蛋白是软骨结缔组织中的主要蛋白质成分。

胶原蛋白是哺乳动物体内最多的一种蛋白质，占全身蛋白质含量的25%~35%。取决于其矿化程度，含胶原蛋白的组织可以是坚硬的骨骼、柔软的肌腱，也可以是软骨。胶原蛋白有28种，其中最常见的5种类型是：

· **第一型**：超过90%的人体胶原蛋白是第一型，存在于皮肤、肌腱、血管、器官和骨骼之中。

· **第二型**：为关节软骨的主要成分。

· **第三型**：网状纤维的主要成分，通常与第一型共存于皮肤及肠道等部位。

· **第四型**：形成基底膜及其上皮分泌层。

· **第五型**：作用于细胞表面、毛发和胎盘。

胶原蛋白能黏合身体组织中的物质，帮助稳定结构，如同支架一般，对维持软骨结构的稳定很重要。当关节软骨因为损伤、老化或长期发炎而流失或失去弹性，走路等各种运动的力量会直接压迫到骨骼，使骨骼损伤而导致退化性关节炎等病变。

不少人认为服用葡萄糖胺（Glucosamine）和软骨素（Chondroitin）有助于软骨的修复。软骨素是软骨的主要成分，这类补充剂通常是软骨素和硫矿物盐的复合体，其天然来源为鲨鱼或牛软骨，也有人工合成的。最常见的葡萄糖胺是硫酸氨基葡萄糖（又名“硫酸葡萄糖胺”），这是在贝壳中发现的天然物质，也有人工合成的葡萄糖胺，另有以小麦或玉米发酵的硫酸氨基葡萄糖，可供素食者服用。

葡萄糖胺和软骨素属于膳食补充剂，由各国的食品管理单位管理，并不需要符合制药的严格标准。如果要采用这些补充剂改善或治疗骨关节炎的疼痛，必须慎选品质，确保应该有的效力和纯度。不少日本制的软骨素剂量经常低于标示上的量。

许多葡萄糖胺和软骨素所含的多糖，很难经由消化系统吸收，而且软骨素在循环系统中的半衰期[①]为3～15分钟，时效很短，口服的软骨素不太可能在这么短的时间内分布到软骨和皮肤的结缔组织中。

▶跟着营养专家这么做

研究显示，40岁左右，身体产生胶原蛋白的能力会下降25%，60岁时减少50%以上。随着年龄的增长，胶原蛋白必然会流失。欲抵抗体内胶原蛋白的流失，维护软骨健康，建议从日常生活做起。以下是具体建议。

（1）摄取各种合成胶原蛋白所需的营养素

虽然不少食物含有胶原蛋白，如猪脚、蹄筋、鸡腿骨头上的软骨及皮，但其含量不能满足身体所需，也不能被身体利用。再者，猪脚及鸡皮同时含有极高量的不利于心脏血管的饱和脂肪酸，对身体有害无利。

正确的饮食方式是由日常饮食中摄取各种合成胶原蛋白所需的营养素，让身体利用这些原料自行合成制造。形成胶原蛋白的重要营养素包含以下：

· **蛋白质**：胶原蛋白需要的蛋白质原料，包括非必需氨基酸的甘氨酸（Glycine）、脯氨酸（Proline）、丙氨酸 （Hydroxyproline）和羟脯氨酸（Alanine）。这4种氨基酸普遍存在于许多含蛋白质丰富的食物中，也可以由其他必需氨基酸转化。

赖氨酸（Lysine）和苏氨酸（Threonine）则是形成胶原蛋白所需的两种必需氨基酸[②]，身体不能自行合成，必须从肉类、乳制品、小麦胚芽和豆类等蛋白食物摄取。

· **铁、锌和铜**：是合成胶原蛋白过程中不可缺的矿物质。

· **维生素A、C、E和B_1**：其中以维生素C最为重要。

含丰富氨基酸的天然食物

食物类别	食物来源
鱼肉类	猪肉、鸭肉、鸡肉、鱼
蛋豆奶类	蛋、豆腐、黄豆及其制品、牛奶、乳制品
种子坚果类	芝麻、南瓜子、花生、葵花子、豆荚等
蔬果类	卷心菜、芦笋、菠菜

（2）适度运动有助于营养素扩散到软骨细胞

软骨内并无血管或神经，得依靠身体压缩和弯曲的动作，使内部流体产生流动，让营养物质扩散到软骨细胞。因此适度运动是维持关节软骨健康所必需的。

（3）远离自由基

长期曝晒于紫外线、吸烟所产生的自由基与老化物质，都是导致胶原蛋白崩解或损伤流失的因素。中年之后应避免长期曝晒于紫外线并戒烟，以减少破坏胶原蛋白的外在因素。抗氧化食物可以清除体内自由基，建议多摄取。

（4）多喝水

饮用足够的水分，也是维持健康胶原蛋白的重要条件。

---

①半衰期：指物质的浓度降低到原始时的一半所需的时间。

②必需氨基酸：人体必需的氨基酸有9种，包括苯丙氨酸（Methionine）、缬氨酸（Valine）、苏氨酸（Threonine）、色氨酸（Tryptophan）、甲硫氨酸（Methionine）、亮氨酸（Leucine）、异亮氨酸（Isoleucine）、赖氨酸（Lysine）和组氨酸（Histidine）。这些是人体生理上所必需的氨基酸，但人体无法自行合成，必须从蛋白食物中摄取。人体一共需要20种氨基酸，除了这9种必需氨基酸之外，另11种称为非必需氨基酸（Non-Essential），因为身体可以自行合成，即使饮食中摄取不足，体内仍可以利用其他氨基酸加以转化。

附录

食品标志玄机

有机认证标志

美国农业部（USDA）在1994年发布的“国家有机食品项目计划（National Organic Program）”中，对有机食品（Organic Foods）所下的定义是：食用的动物食品在饲养过程中，不可使用人工生长促进剂、荷尔蒙注射、抗生素等药品来增产。农产品种植过程中，不得使用化学肥料、杀虫剂与农药，且必须是非转基因作物（Non-GMO）。土壤必须休耕3年，农场环境必须是天然的生态系统。

在台湾地区，农产品上若要标示为有机，也需通过相关验证机构验证，或经台湾农业主管部门审定。其定义和条件与欧美国家的标准一样，即将外在环境污染程度降到最低。

· **有机认证（Certified Organic）**：为百分百的有机食品。

· **有机（Organic）**：表示95%以上为有机。

· **有机成分（Organic Ingredients）**：表示70%的有机原料，30%非有机原料。

· **含有有机成分（Contain Organic Ingredients）**：表示少于70%的有机原料，甚至极少量。

在大陆地区，国家农业部（现农业农村部）在2001年发布的《有机食品认证管理办法》中规定，有机食品应符合以下标准：①符合国家食品卫生标准和有机食品技术规范的要求；②在原料生产和产品加工过程中不使用农药、化肥、生长激素、化学添加剂、化学色素和防腐剂等化学物质，不使用基因工程技术。

——编者补充

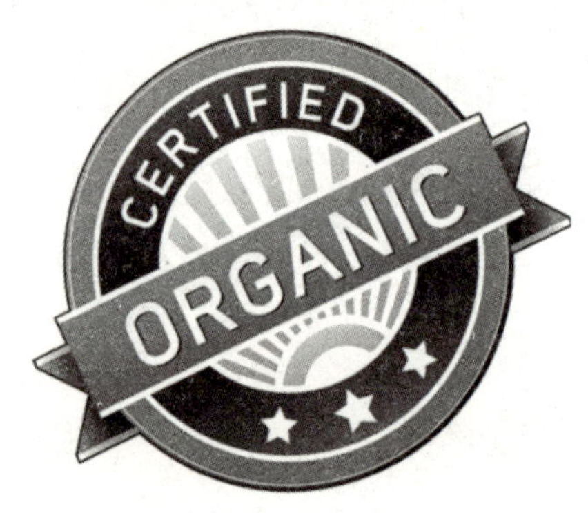

商品上标示此认证，代表为100%有机认证

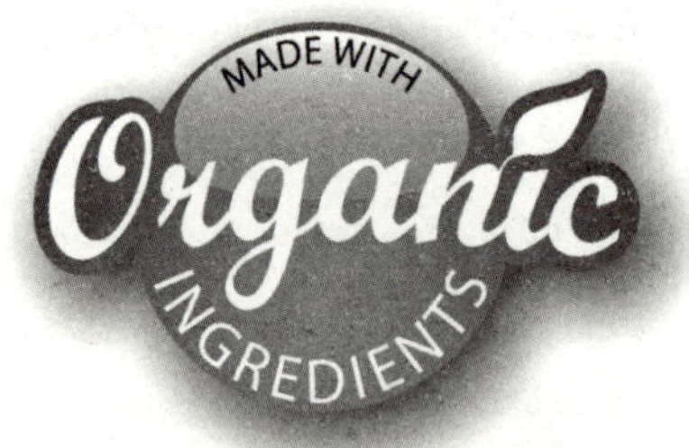

商品上标示此认证，代表含有70%的有机原料

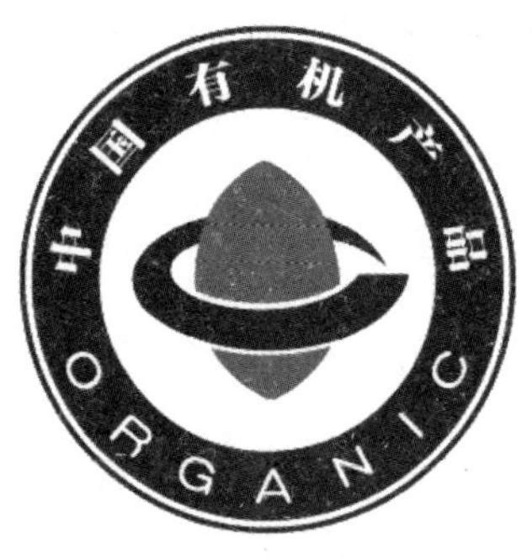

中华人民共和国有机认证标志

绿色食品标志

经由中华人民共和国中国绿色食品发展中心检验合格之食品。维基百科对绿色食品所下的定义是：按特定生产方式生产，无污染、无公害、安全、优质、营养型的食品。需经国家有关的专门机构认定，才能准许使用绿色食品标志。在不同国家，绿色食品有相似的名称和叫法，诸如“生态食品”“自然食品”“健康食品”“有机农业食品”等。

绿色食品标志

无公害农产品标志

经中华人民共和国农业行政主管部门认定，并颁发《无公害农产品产地认定证书》之食品。百度百科对无公害食品的定义是：产地环境符合无公害农产品的生态环境质量，生产过程必须符合规定的农产品质量标准和规范，有毒、有害物质残留量控制在安全质量允许范围内，安全质量指标符合《无公害农产品（食品）标准》的农、牧、渔产品（食用类，不包括深加工的食品），并经专门机构认定，许可使用无公害农产品标识的产品。

——编者补充

无公害农产品标志

纯天然标志

“天然”字样在实质上不具有任何特殊意义，食品只要不含任何人造或合成物质，包括所有食用色素，美国食品药品监督管理局（FDA）和农业部皆允许制造商于食品标签上呈现“100%天然”的字样。

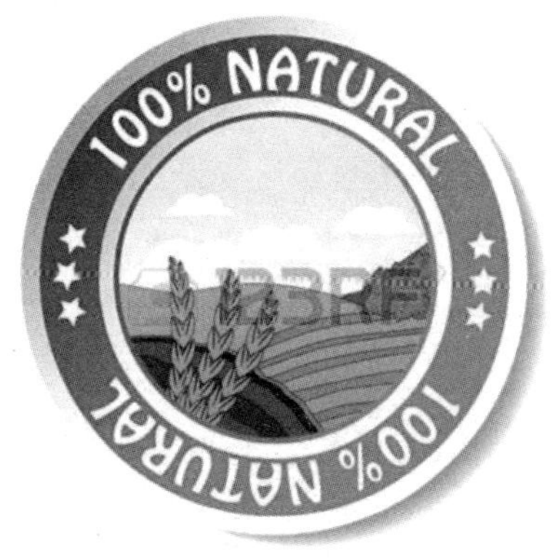

纯天然标志

非转基因食品标志

标示非转基因，并不代表就是有机食品。

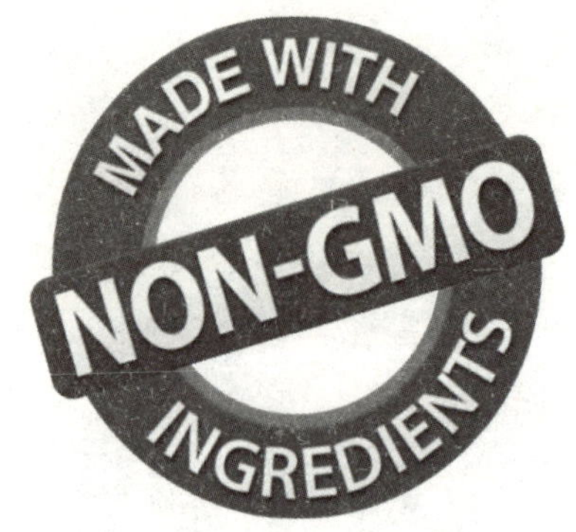

非转基因食品标志

营养素含量标示

含有营养素的多寡	定义
无（油、饱和脂肪酸、糖、盐、胆固醇、热量）	不含其特定营养素，或含有的量少于 0.05%。不加糖不等于产品中无糖，可含有原料中原始的天然糖
低（油、饱和脂肪酸、糖、盐、胆固醇、热量）	存在食品中的特定营养素，即使经常食用也不会超过每日饮食建议量
减（油、饱和脂肪酸、糖、盐、胆固醇、热量）	每份食品中所含有的特定营养素比普通产品的少 25%。若标示上用了“低”，就不能用“减”
轻（油、热量）	每份食品中所含有的特定营养素，为原来的 50% 以下，或 1/3 以下
良好（纤维、钙）来源	每份食品中所含有的特定营养素，提供每日饮食建议量的 10% ~19%
高（纤维、钙）来源	每份食品中所含有的特定营养素，提供每日饮食建议量的 20% 及以上

编者注：此表为台湾地区的食品行业标准，大陆地区的标准请参考“卫生部关于印发《食品营养标签管理规范》的通知”，可在中华人民共和国国家卫生健康委员会网站（http://www.nhfpc.gov.cn/）搜索查询。

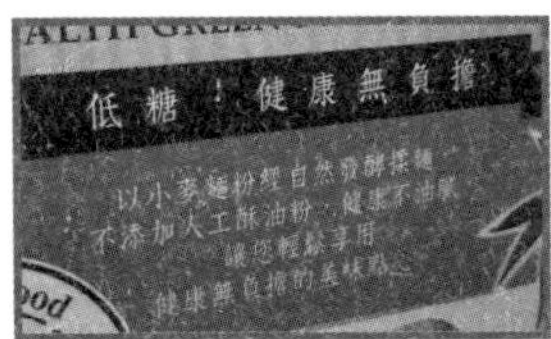

低糖：存在于本产品中的糖分，即使经常食用也不会超过每日饮食建议量。

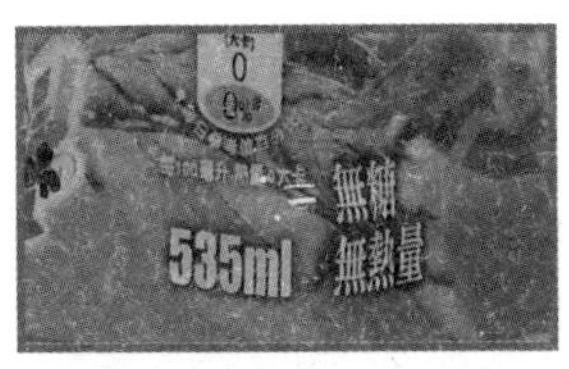

无糖、无热量：本产品不含糖分与热量，或含有的量少于 0.05%。